MW01144352

Veganes Kochbuch für Sportler 2021

Gesunde und leckere Rezepte mit hohem Proteingehalt auf Pflanzenbasis für den veganen Bodybuilder

Frank Smith

damit einverstanden, dass der Autor unter keinen Umständen für direkte oder indirekte Verluste verantwortlich ist, die durch die Verwendung der in diesem Dokument enthaltenen Informationen entstehen, einschließlich, aber nicht beschränkt auf Fehler, Auslassungen oder Ungenauigkeiten.

Inhaltsverzeichnis

Vegane Ernährung und Athleten

Um Ihren Körper in Form zu bringen, müssen Sie die Art von Diät herausfinden, die Sie auf Dauer durchhalten können. Dies wäre in der Regel eine Diät, die erschwinglich ist, Ihre Verdauung schont und mit Ihren persönlichen Überzeugungen und Ihrem Lebensstil übereinstimmt.

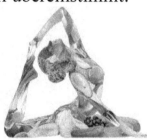

Wenn Sie die Anforderung hinzufügen, mit einer veganen Ernährung sportliche Ergebnisse zu erzielen, sind Sie in ein ganz neues Paradigma der Ernährung eingetreten, das darauf hinausläuft, eine wissenschaftlich fundierte und wettbewerbsfähige Ernährung zu haben, mit der Sie Ihr inneres Potenzial voll ausschöpfen können.

Veganismus. Man sieht ihn überall, und viele, viele Leute reden gerne darüber, was natürlich zu einer völlig zuverlässigen Informationsquelle führt... ha! Wäre das nicht großartig? Aber, wenn die Menschlichkeit einsetzt, fängt man an zu erkennen, dass viele dieser Quellen völlig unzuverlässig sind.

Nun, da mehr und mehr Leute darüber reden

und mehr und mehr Meinungen in Umlauf gebracht werden, vermischt mit einigen Irrtümern und Urteilen, kombiniert mit etwas Paranoia, und man bekommt einen schönen, schmackhaften Eintopf der Unwissenheit mit nur einem Klecks Wahrheit am Boden, aber man kann ihn nicht einmal sehen, wegen all dem Zeug, das oben drauf schwimmt. Trinken Sie nicht den Eintopf der Unwissenheit! Suchen Sie stattdessen nach echten Quellen, die auf der Seite der Fakten stehen (das bin ich). In den neuen Kapiteln werde ich verschiedene Dinge aus dem Eintopf der Unwissenheit herausnehmen, bis wir zum Kern der Sache kommen.

Die erste "Zutat", die den Eintopf der Unwissenheit versaut, sind Mythen. Mythen, Mythen, Mythen. Es gibt ungefähr eine Bazillion davon, die mit dem Veganismus in Verbindung gebracht werden, aber lassen Sie uns jeden einzelnen abklopfen, einen nach dem anderen, den guten und den schlechten, und

Ihnen ein reales Bild davon geben, worum es beim Veganismus eigentlich geht. Gießen Sie den Eintopf der Unwissenheit aus!

Mythos Nummer 1: Der größte ist, dass Veganismus Sie nicht wirklich ernähren kann. Wahrscheinlich haben Sie dieses Argument schon einmal gehört, vielleicht sogar mit einem "Wir sind doch keine Kaninchen." Komisch? Ja. Aber auch völlig unwahr. Nun, an diesem Argument ist etwas dran, und zwar Folgendes: Wenn Sie es nicht richtig machen, kann der Verzicht auf Fleisch und Milchprodukte zu einigen Mangelerscheinungen führen (wie Vitamin B, Kalziummangel usw.). Hier ist die Sache, auf die alles hinausläuft: Wenn Sie keinen Plan haben, wird keine Diät wirklich funktionieren. Bevor Sie mit einer solchen Diät beginnen, sollten Sie sich über die möglichen Nachteile informieren und diese einplanen, um so Mythos Nummer 1 zu zerstören.

Mythos Nummer 2: Veganismus macht Sie gesünder als normale Ernährung! Es ist das genaue Gegenteil von Mythos Nummer 1, und es ist auch nur... nun, es ist einfach nicht ganz richtig. Ja, verschiedene Studien haben gezeigt, dass Menschen, die sich vegan ernähren, tendenziell seltener an Herzkrankheiten und Krebs erkranken und sich im Allgemeinen einfach besser fühlen. Oberflächlich betrachtet, hurra! Veganismus macht alles besser! Die Wahrheit ist ein bisschen komplizierter: Die meisten Menschen, die Veganer sind, praktizieren auch einen sehr gesunden Lebensstil, und wenn man einmal die Zahlen über Fleischesser entfernt, die die Daten mit schrecklicher Gesundheit verzerren (Zigarettenraucher, Überfresser, etc.), gibt es ungefähr die gleiche niedrige Rate zwischen Veganern und Nicht-Veganern. Also, ja, wenn Sie ein gesunder Mensch sind und sich um sich selbst kümmern, werden Sie sowohl kurz- als auch langfristig besser dran sein.

Mythos Nummer 3: Veganismus führt zu

Proteinmangel. Essentielle Aminosäuren, die, Sie haben es erraten, essentiell sind, dienen als die Bausteine, aus denen Protein besteht. Der Körper kann sie nicht alle herstellen, also muss man sie essen. Ja, viele pflanzliche Proteine haben eine ziemlich geringe Anzahl an essentiellen Aminosäuren (was im Grunde genommen Protein ist), was schrecklich wäre, wenn Sie nur diese Lebensmittel essen würden. Dies kann jedoch leicht durch die Verwendung anderer pflanzlicher Proteine umgangen werden, wie Reis und Bohnen, Nüsse, Samen, Hülsenfrüchte usw. Mit anderen Worten: Stellen Sie sicher, dass Sie nicht nur eine Sorte zu sich nehmen und achten Sie darauf, was Sie essen, und Sie sollten keine Probleme mit Proteinmangel haben. Es gibt eine Menge Mythen darüber, dass Veganismus nicht müde, schwach usw. macht, aber es ist alles dasselbe: Kombinieren Sie Lebensmittel, um dem richtig auszuweichen. Wir werden am Ende einige Mahlzeitenpläne einfügen.

FRÜHSTÜCK

1. Porridge mit Haferflocken und Maca-Pulver

Fertig in Zeit: 15 Minuten | Portionen: 2

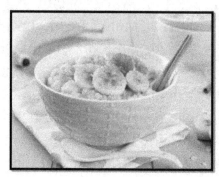

Inhaltsstoffe

2 Tassen Mandelmilch (oder Kokosnussmilch) ungesüßt 1 Prise Kochsalz

1 Tasse Haferflocken

1 1/2 Esslöffel Maca-Pulver

1 Esslöffel Honig (oder Ahornsirup) 1 Teelöffel gemahlener Zimt

1 Banane geschält und in dünne Scheiben geschnitten

Anweisungen

1. Erhitzen Sie die Mandelmilch mit einer Prise

Salz in einem Kochtopf bei starker Hitze; bringen Sie sie zum Kochen.

2. Haferflocken und Maca-Pulver einrühren, die Hitze auf mittlere Stufe reduzieren und 5 bis 7 Minuten offen köcheln lassen; dabei ständig umrühren.

3. Geben Sie die Haferflocken in eine Schüssel und gießen Sie den Honig, den Zimt und die Bananenscheiben darüber.

4. Servieren und genießen!

Nährwertangaben

Prozentuale Tageswerte basierend auf der Referenz-Tagesdosis (RDI) für eine 2000-Kalorien-Diät.

Menge pro Portion

Kalorien 481,64 | Kalorien aus Fett (19%) 91,71 | Fett insgesamt 9,68g 15% | Gesättigtes Fett 0,52g 3% | Cholesterin 0mg 0% | Natrium 437,9mg 18% | Kalium 1368mg 39% | Kohlenhydrate insgesamt 90,59g 30% | Ballaststoffe 9,8g 40% | Zucker 32,32g | Protein 16g 32%.

2. Pikante Kartoffel-Kurkuma-Pfannkuchen

Fertig in Zeit: 20 Minuten | Portionen: 4

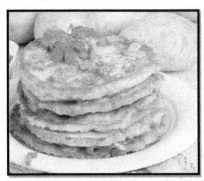

Inhaltsstoffe

4 große Kartoffeln, gerieben 1 Teelöffel Kurkumapulver

1 EL Mandelbutter mit Salz Salz und gemahlenem Pfeffer nach Geschmack

1/2 Tasse mit Knoblauch infundiertes Olivenöl

Servieren: frische gehackte Petersilie oder in Scheiben geschnittene grüne Zwiebeln

Anweisungen

1. Kartoffeln schälen, waschen und trocken tupfen.

2. Kartoffeln über einen Teller oder eine Schüssel reiben.

3. Kartoffeln mit Salz und Pfeffer und Kurkuma würzen.

4. Erhitzen Sie das Öl in einer großen Bratpfanne bei mittelstarker Hitze

5. Geriebene Kartoffeln in das heiße Öl geben und mit einem Spatel andrücken.

6. Etwa 2 Minuten garen; den Pfannkuchen wenden und goldbraun backen.

7. Übertragen Sie den Pfannkuchen auf ein Küchenkrepp.

8. Warm mit gehackter Petersilie oder grünen Zwiebeln servieren.

Nährwertangaben

Prozentuale Tageswerte basierend auf der Referenz-Tagesdosis (RDI) für eine 2000-Kalorien-Diät.

Menge pro Portion

Kalorien 406,87 | Kalorien aus Fett (64%) 259,11 | Gesamtfett 29,44g 45%

| Gesättigtes Fett 4g 20% |

Cholesterin 0mg 0% | Natrium 165,73mg 7% | Kalium 818,75mg 23% | Kohlenhydrate gesamt 33,25g 11% | Ballaststoffe 4,58g 18% | Zucker 1,63g |

Protein 6g 12%

3. Veganer Meatza pur

Fertig in Zeit: 1 Stunde und 5 Minuten | Portionen: S

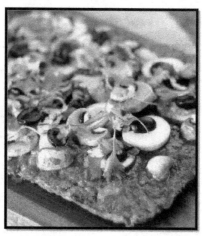

Inhaltsstoffe

Blumenkohlkruste 1/2 Tasse Avocadoöl

1 Kopf Blumenkohl in Röschen geschnitten 1/2 Teelöffel Knoblauch gehackt

Salz und gemahlener Pfeffer nach Geschmack

1/2 Tasse Champignons in dünne Scheiben geschnitten 2 EL Pfeilwurzelpulver Füllung/Belag

1/2 Tasse Ketchup 1 Tasse Champignons in Scheiben geschnitten

1 Tasse Avocadopüree (püriert) 1/2 Tasse geriebene Karotte

1 Tasse Oliven, entkernt, in Scheiben geschnitten oder halbiert

Anweisungen

Blumenkohlteig:

Heizen Sie den Ofen auf 400 F vor.

Bedecken Sie ein Backblech mit Pergamentpapier.

Geben Sie die Blumenkohlröschen schubweise in Ihre Küchenmaschine.

Verarbeiten Sie die Blumenkohlröschen, bis sie die Form von Reis haben.

Blumenkohl in einer antihaftbeschichteten Pfanne ca. 8 bis 10 Minuten garen.

Geben Sie den Blumenkohlreis in eine Schüssel und fügen Sie Pilze, gemahlenen Knoblauch, Pfeilwurzpulver, etwas Öl sowie Salz und Pfeffer hinzu; rühren Sie gut um.

Verteilen Sie den Blumenkohlteig auf einem vorbereiteten Backblech und backen Sie ihn für ca. 20 Minuten.

Aus dem Ofen nehmen und 10 Minuten abkühlen

lassen.

Toppings

Teig mit Ketchup, Avocadopüree füllen, Champignons und Karotten in Scheiben schneiden und mit etwas Avocadoöl beträufeln.

Den Teig in den Ofen geben und 10 bis 12 Minuten backen.

In Scheiben schneiden und heiß servieren.

Nährwertangaben

Prozentuale Tageswerte basierend auf der Referenz-Tagesdosis (RDI) für eine 2000-Kalorien-Diät.

Menge pro Portion

Kalorien 391 | Kalorien aus Fett (64%) 248,82 | Gesamtfett 28,62g 44% | Gesättigtes Fett 3,59g 18% | Cholesterin 0mg 0% | Natrium 911,7mg 38% | Kalium 1117,1mg 32% | Kohlenhydrate gesamt 33,57g 11% | Ballaststoffe 8,8g 36% | Zucker 14,9g | Eiweiß 8g 16%

4. **Saurer Edamame-Aufstrich**

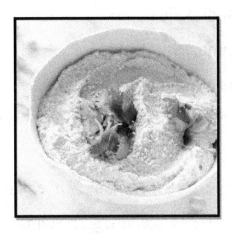

Fertig in Zeit: 10 Minuten | Portionen: 6

Inhaltsstoffe

2 Tassen gefrorene ungeschälte Edamame, gekocht nach Packungsanweisung

1/4 Tasse Sesamöl

1 Tasse Seidentofu, abgetropft

1 EL gehackter Knoblauch (von 3 mittelgroßen Zehen) Flockiges Meersalz nach Geschmack

Weißer Pfeffer nach Geschmack 2 Teelöffel gemahlener Kreuzkümmel

1 Esslöffel Reisessig

4 EL frischer Zitronensaft Sesamsamen zum Servieren

Anweisungen

1.	Geben Sie alle Zutaten in Ihren Hochgeschwindigkeitsmixer oder in eine Küchenmaschine.

2. Mixen Sie, bis alles gut vermischt ist.

3. Geben Sie den Aufstrich in eine Schüssel und bestreuen Sie ihn mit Sesamsamen.

4.	Edamame-Aufstrich kann in einem luftdichten Behälter bis zu 3 Tage im Kühlschrank aufbewahrt werden.

Nährwertangaben

Prozentuale Tageswerte basierend auf der Referenz-Tagesdosis (RDI) für eine 2000-Kalorien-Diät.

Menge pro Portion

Kalorien 235,56 | Kalorien aus Fett (50%) 118,59 | Gesamtfett 13,3g 21% | Gesättigtes Fett 1,85g 9% |

Cholesterin 0mg 0% | Natrium 35,82mg 1% | Kalium 298,47mg 9% | Kohlenhydrate gesamt 21,2g 7%

Ballaststoffe 3,06g 12% | Zucker 2,89g | Eiweiß 9g 18%

5. Würzige Banane, Hafer & Kokosnuss Mash

Fertig in Zeit: S0 Minuten | Portionen: 4

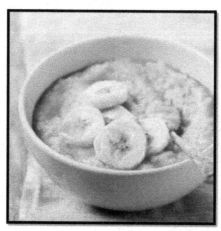

Inhaltsstoffe

3 Bananen, geschält und in Scheiben geschnitten 2 Tassen Kokosmilch aus der Dose 2 Tassen Wasser

1/2 Tasse Steel-cut Haferflocken 1/2 Tasse Kokosblütenzucker

1 Teelöffel reiner Vanilleextrakt 1/4 Teelöffel gemahlene Muskatnuss 1/4 Teelöffel gemahlener Zimt

Portion: Bananenscheiben und Honig

Anweisungen

1.   Geben Sie die Banane und die

Kokosmilch in Ihren Hochgeschwindigkeitsmixer; mixen Sie, bis alles gut vermischt ist.

2. Kochen Sie Wasser in einem Kochtopf bei mittlerer Hitze.

3. Geben Sie die Bananenmischung und die Haferflocken aus Stahl hinzu und kochen Sie die Mischung unter ständigem Rühren 4 bis 5 Minuten lang.

4. Reduzieren Sie die Hitze auf niedrig, decken Sie sie ab und lassen Sie sie 10 Minuten lang köcheln.

5. Fügen Sie Kokosnusszucker, Vanilleextrakt, Zimt und Muskatnuss hinzu.

6. Weitere zwei Minuten rühren und vom Herd nehmen.

7. Heiß mit Bananenscheiben und Honig servieren.

Nährwertangaben

Prozentuale Tageswerte basierend auf der Referenz-Tagesdosis (RDI) für eine 2000-Kalorien-Diät.

Menge pro Portion

Kalorien 495,54 | Kalorien aus Fett (45%) 222,6 | Gesamtfett 26,54g 41% | Gesättigtes Fett 21,75g

109%

Cholesterin 0mg 0% | Natrium 71,15mg 3% | Kalium 699,3mg 20% | Kohlenhydrate gesamt 66,92g 22% | Ballaststoffe 4,64g 19% | Zucker 34,22g | Protein 7g 14%

6. Karotte 'Kuchen' Smoothie

Fertig in Zeit: 10 Minuten | Portionen: 2

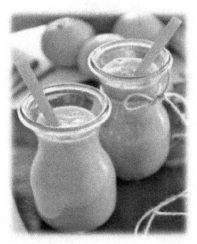

Inhaltsstoffe

2 geriebene Möhren

2 Tassen Mandelmilch 4 Esslöffel Haferflocken

1 Orange, entsaften (ca. 1/2 Tasse) 1 EL Chiasamen

3/4 Teelöffel Zimt

1 Esslöffel Proteinpulver (Erbse oder Soja) 1/2 Teelöffel Vanilleextrakt

Anweisungen

1. Geben Sie alle Zutaten in Ihren High-Speed-Mixer und pürieren Sie sie auf höchster Stufe, bis sie völlig glatt sind.

2. Wenn Ihr Smoothie zu dickflüssig ist, fügen Sie etwas mehr Mandelmilch hinzu.

3. Füllen Sie Ihren Smoothie in die Flasche, das Glas oder die Mason-Gläser; decken Sie ihn ab und halten Sie ihn bis zu 2 Tage im Kühlschrank.

4. Sie können Ihren Smoothie auch in einen gefriersicheren Ziploc-Beutel füllen und bis zu 3 Monate einfrieren.

5. Über Nacht im Kühlschrank auftauen lassen, umrühren und genießen!

Nährwertangaben

Prozentuale Tageswerte basierend auf der Referenz-Tagesdosis (RDI) für eine 2000-Kalorien-Diät.

Menge pro Portion

Kalorien 191,11 | Kalorien aus Fett (21%) 40,41 | Gesamtfett 4,6g 7% | Gesättigtes Fett 0,59g 3% | Cholesterin 1,16mg <1% | Natrium 76,26mg 3% | Kalium 507,62mg 15% | Kohlenhydrate insgesamt 30,18g 10% | Ballaststoffe 8g 32% | Zucker 7,1g | Eiweiß 8,41g 16%

7. Karotte, Mandel und Dill Muffins

Fertig in Zeit: 45 Minuten | Portionen: 12

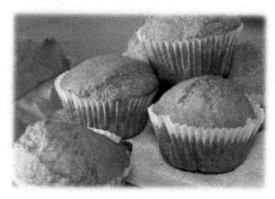

Inhaltsstoffe

2 Tassen Gebäckmehl 2 TL Backpulver 4 EL Mandelmehl 2 EL brauner Zucker Prise Salz

2 Teelöffel frischer Dill, fein gehackt 1 kleine reife Banane, püriert

1 Tasse Karotten, gerieben 3 Tasse Mandelmilch

1 Tasse Olivenöl

1/4 Tasse Apfelmus ungesüßt 2 Esslöffel extrahierter Honig

Anweisungen

1. Heizen Sie den Ofen auf 375 F vor.

2. Fetten Sie 12 Muffinförmchen ein; stellen Sie sie beiseite.

3. Das Mehl mit dem Backpulver, dem Mandelmehl, dem Zucker, der Karotte, der Banane, dem Dill und dem Salz vermischen.

4. Schlagen Sie in einer separaten Schüssel die Mandelmilch, das Apfelmus und den Honig mit einem Handmixer auf.

5. Fügen Sie die Milchmischung langsam zur Mehlmischung hinzu und schlagen Sie, bis sich alles gut verbunden hat.

6. Verteilen Sie die Mischung auf die vorbereiteten Muffinförmchen (3/4 einer Tasse).

7. Backen Sie den Kuchen etwa 30 bis 35 Minuten oder bis ein Zahnstocher im Inneren sauber herauskommt.

8. Aus dem Ofen nehmen und vollständig abkühlen lassen,

9. Bewahren Sie die Muffins in einem luftdichten Behälter auf; sie halten sich bis zu 3 Tage bei

Zimmertemperatur oder sieben Tage im Kühlschrank.

Nährwertangaben

Prozentuale Tageswerte basierend auf der Referenz-Tagesdosis (RDI) für eine 2000-Kalorien-Diät.

Menge pro Portion

Kalorien 108,14 | Kalorien aus Fett (2%) 2,27 | Gesamtfett 0,27g <1% | Gesättigtes Fett 0,05g <1% | Cholesterin 0mg 0% | Natrium 89,22mg 4% | Kalium 99,35mg 3% | Kohlenhydrate insgesamt 24,5g 8% | Ballaststoffe 1,5g 5% | Zucker 6,49g | Protein 2,69g 6%

8. Dunkle Kakao-Bananen-Muffins

Fertig in Zeit: 28 Minuten | Portionen: 12

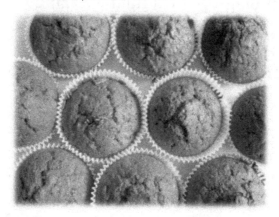

Inhaltsstoffe

Antihaft-Backspray

1/2 Tasse Kokosnussbutter, erweicht 1 Tasse hellbrauner Zucker (verpackt) 4 EL Apfelmus

2 Bananen püriert

3 Esslöffel Kokosmilch (aus der Dose)

2 Tassen Weizenmehl all-purposed 1 Teelöffel Backnatron

Prise Meersalz

1/3 Tasse Kakao-Trockenpulver, ungesüßt 1 Tasse geröstete Walnüsse, gehackt

1 Tasse Wasser für Instant Pot

Anweisungen

1. Fetten Sie 12 Muffinformen (Keramik oder Silikon) mit Antihaft-Spray ein; stellen Sie sie beiseite.

2. Geben Sie die weiche Kokosnussbutter und den braunen Zucker in eine Rührschüssel.

3. Mit einem elektrischen Mixer schlagen, bis die Masse glatt ist und sich gut verbindet.

4. Fügen Sie das Apfelmus, die Banane und die Kokosmilch hinzu; schlagen Sie weitere 30 Sekunden lang.

5. Fügen Sie Mehl, Salz und Backpulver hinzu; schlagen Sie auf mittlerer Geschwindigkeit, bis sich alle Zutaten gut verbunden haben.

6. Fügen Sie das Kakaopulver und die gerösteten Walnüsse hinzu; reduzieren Sie die Geschwindigkeit auf niedrig und mixen Sie weiter, bis alles gut vermischt ist.

7. Gießen Sie den Teig in die vorbereiteten Muffinförmchen.

8. Gießen Sie Wasser in den inneren Edelstahltopf Ihres Instant Pot, und legen Sie den Untersetzer hinein.

9. Stellen Sie die Muffinförmchen auf den Untersetzer.

10. Rasten Sie den Deckel ein und stellen Sie auf der Einstellung MANUELL Hochdruck für 18 Minuten ein.

11. Verwenden Sie das Schnellablassventil, um den Druck abzulassen.

12. Muffins aus dem Topf nehmen und vollständig abkühlen lassen.

13. Legen Sie die Muffins in einen Plastikbeutel und lagern Sie sie bei Raumtemperatur bis zu 3 Tage.

14. Sie können die Muffins auch in Gefrierbeutel geben und bis zu 3 Monate einfrieren.

15. Mikrowelle auf HIGH etwa 30 Sekunden für jeden Muffin.

Nährwertangaben

Prozentuale Tageswerte basierend auf der Referenz-Tagesdosis (RDI) für eine 2000-Kalorien-Diät.

Menge pro Portion

Kalorien 320 | Kalorien aus Fett (45%) 143,21 | Gesamtfett 16,84g 26% | Gesättigtes Fett 9,41g 47% | Cholesterin 0mg 0% | Natrium 208,81mg 9% | Kalium 208,48mg 6% | Gesamtkohlenhydrate 41,77g 14% | Ballaststoffe 2,58g 10% | Zucker 21g | Protein 5,43g 10%

9. Darkwood Kokosnuss Smoothie

Fertig in Zeit: 10 Minuten | Portionen: 2

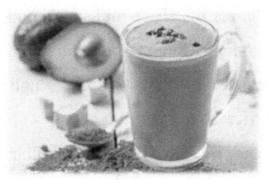

Inhaltsstoffe

1 Tasse frisches Kokosnussfleisch, fein gehackt/geschnitten 1 1/2 Tassen Kokosmilch

2 EL Kokosnussbutter 1 Avocado (geschält, gewürfelt) 3 EL Kakaopulver

2 Teelöffel Zimt

1 Messlöffel veganes Proteinpulver (Erbsen- oder Sojaprotein) 1 Esslöffel Chiasamen

3 Esslöffel gesiebter oder geschleuderter Honig

Anweisungen

1. Geben Sie alle Zutaten in einen Hochgeschwindigkeitsmixer und pürieren Sie sie, bis sie glatt sind.

2. Füllen Sie Ihren Smoothie in die Flasche, das Glas oder die Mason-Gläser; decken Sie ihn ab und halten Sie ihn bis zu 2 Tage im Kühlschrank.

3. Sie können Ihren Smoothie auch in einen gefriersicheren Ziploc-Beutel füllen und bis zu 3 Monate einfrieren.

4. Über Nacht im Kühlschrank auftauen lassen, umrühren und genießen!

Nährwertangaben

Prozentuale Tageswerte basierend auf der Referenz-Tagesdosis (RDI) für eine 2000-Kalorien-Diät.

Menge pro Portion

Kalorien 555,37 | Kalorien aus Fett (38 %) 389,16 | Gesamtfett 43,84 g 74 %.

| Gesättigte Fette 25,6g 70% | Cholesterin 0mg 0% | Natrium 50,22mg 2% | Kalium 1226,85mg 35% | Gesamtkohlenhydrate 61g 21% | Ballaststoffe 22,18g 89% | Zucker 27,7g | Protein 13,24g 26%

10. Köstlich gewürztes Tomatenbrot

Fertig in Zeit: 45 Minuten | Portionen: 8

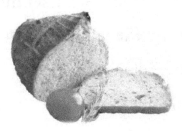

Inhaltsstoffe

1 1/2 Tassen normales Weißmehl 1 Tasse Mandelmehl 1/2 Teelöffel Backpulver 1/2 Teelöffel Backsoda 1/2 Teelöffel Salz

1 1/2 Teelöffel Knoblauchpulver 1 Teelöffel getrocknetes Zwiebelpulver 1 Esslöffel getrocknetes Basilikum 1/2 Teelöffel getrockneter Oregano 4 Esslöffel Olivenöl

3 Esslöffel Soja- oder Mandelmilch

1 1/2 Tassen pürierte Tomaten (aus der Dose) 2 1/2 Esslöffel Tomatenmark 1 Esslöffel Sojasauce

Anweisungen

1. Heizen Sie den Ofen auf 360 F vor. Fetten Sie eine

Brotbackform mit Olivenöl ein; stellen Sie sie beiseite. Mischen Sie Mehl, Backpulver und Natron, Salz, Knoblauch- und Zwiebelpulver, Basilikum und Oregano in einer großen Schüssel.In einer separaten Schüssel verrühren Sie alle feuchten Zutaten.Falten Sie die feuchten Zutaten in die Mehlmischung und rühren Sie, bis sie gut kombiniert sind.Gießen Sie den Teig in die vorbereitete Backform.Backen Sie 35 Minuten oder bis ein Zahnstocher in der Mitte sauber herauskommt. Nehmen Sie den Teig aus dem Ofen und lassen Sie ihn in der Backform vollständig abkühlen.Decken Sie ihn mit einem Küchentuch ab.

2.   Schneiden Sie das Brot in Scheiben, bewahren Sie es in einem Behälter auf und bewahren Sie es bis zu 3 Tage bei Raumtemperatur auf, oder wickeln Sie die Brotscheiben ein, geben Sie sie in Gefrierbeutel und frieren Sie sie ein, um sie länger aufzubewahren.tauen Sie die Tomatenbrotscheiben auf, indem Sie sie 20 bis 25 Sekunden lang auf hoher Stufe in die Mikrowelle stellen.

Nährwertangaben

Prozentuale Tageswerte basierend auf der Referenz-Tagesdosis (RDI) für eine 2000-Kalorien-Diät.

Menge pro Portion

Kalorien 265,18 | Kalorien aus Fett (52%) 137,72 | Gesamtfett 16,08g 25% | Gesättigtes Fett 1,7g 8% | Cholesterin 0mg 0% | Natrium 428,05mg 18% | Kalium 314mg 9% | Kohlenhydrate insgesamt 25,5g 9% | Ballaststoffe 3,54g 14% | Zucker 2,69g | Eiweiß 7g 14%

MITTAGESSEN

11. Eiweißreiche Minestrone-Suppe (Kochtopf)

Fertig in Zeit: 8 Stunden | Portionen: 6

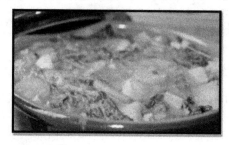

<u>Inhaltsstoffe</u>

1 Tasse getrocknete Bohnen, eingeweicht 1 Zwiebel, fein gehackt

2 Zehen Knoblauch fein gehackt

1 große Karotte, geschält und in 1/2-Zoll-Scheiben geschnitten 1 Tasse geschredderter Weißkohl

1 Stange Staudensellerie in 1-Zoll-Stücke geschnitten

1 Tasse frischer Mangold gehackt

1 Zucchini in Scheiben geschnitten

1 große Kartoffel, geschält und gewürfelt 1 Tasse

Tomatenmark

2   Tassen Gemüsebrühe 1/2 Tasse Olivenöl

Salz und gemahlener Pfeffer nach Geschmack

<u>Anweisungen</u>

1. Weichen Sie die Bohnen über Nacht ein.

2. Geben Sie alle Zutaten in Ihren 6-Quart-Crock-Pot.

3. Gut umrühren und abdecken.

4. Kochen Sie auf HIGH für 4 bis 5 Stunden oder auf LOW für 8 Stunden.

5. Schmecken Sie ab, und passen Sie Salz und Pfeffer an.

6. Heiß servieren.

Nährwertangaben

Prozentuale Tageswerte basierend auf der Referenz-Tagesdosis (RDI) für eine 2000-Kalorien-Diät.

Menge pro Portion

Kalorien 263,29 | Kalorien aus Fett (6%) 16,82 | Gesamtfett 2g 3% | Gesättigtes Fett 0,45g 2% | Cholesterin 0,2mg <1% | Natrium 751,11mg 31% | Kalium 1435,7mg 41% | Gesamtkohlenhydrate 50,7g 17% | Ballaststoffe 10,12g 40% | Zucker 5,39g |

Protein 13,19g 26%.

12. Scharf-saurer und pikanter Bok Choy Salat

Fertig in Zeit: 20 Minuten | Portionen: 4

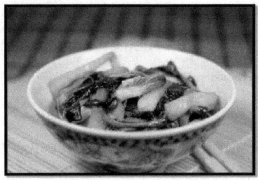

Inhaltsstoffe

1/3 Tasse Sesamöl

1 Zwiebel, fein gehackt 2 Knoblauchzehen, fein gehackt

Salz und gemahlener Pfeffer zum Abschmecken 1 1/2 lbs Bok Choy (gehackt) 2 EL Limettensaft

1 Teelöffel zerstoßener roter Pfeffer

1/2 TL scharfer Chili-Pfeffer, fein gehackt 1 TL Knoblauchpulver

1/2 Tasse Wasser

Anweisungen

1. Schneiden Sie die Stiele des Bok Choy ab und

spülen Sie sie unter kaltem Wasser ab; legen Sie sie zum Abtropfen in ein Sieb.

2. Erhitzen Sie Öl in einer großen Bratpfanne bei mittlerer Hitze.

3. Zwiebel und Knoblauch mit einer Prise Salz anbraten, bis sie weich sind oder 3 bis 4 Minuten lang.

4. Bok Choy hinzufügen und leicht umrühren.

5. Zudecken und etwa 3 bis 4 Minuten kochen.

6. Fügen Sie frischen Limettensaft, zerstoßenen Pfeffer, Chilipfeffer und Knoblauchpulver hinzu.

7. Wasser aufgießen und weitere 4 bis 5 Minuten köcheln lassen.

8. Schmecken Sie ab und passen Sie Salz und Pfeffer nach Belieben an.

9. Heiß servieren.

Nährwertangaben

Prozentuale Tageswerte basierend auf der Referenz-Tagesdosis (RDI) für eine 2000-Kalorien-Diät.

Menge pro Portion

Kalorien 183,95 | Kalorien aus Fett (88%) 161 |

Gesamtfett 18,22g 28% | Gesättigtes Fett 2,6g 13% | Cholesterin 0mg 0% | Natrium 342,5mg 14% | Kalium 92,71mg 3% | Kohlenhydrate gesamt 5g 2% Ballaststoffe 0,77g 3% | Zucker 1,6g | Eiweiß 2g 4%

13. Integral Rotini Pasta mit Gemüse

Fertig in Zeit: S5 Minuten | Portionen: 4

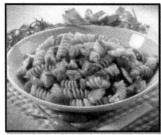

Inhaltsstoffe

1   1 Pfund Vollkornnudeln Rotini 4 Esslöffel Olivenöl

2   Tassen Zucchini - in kleine Würfel geschnitten 1 rote Zwiebel, in Würfel geschnitten

1 rote Paprika in Scheiben geschnitten 1 Tasse Gemüsebrühe

1   Tasse   Kirschtomaten,   halbiert   2 Knoblauchzehen, fein geschnitten

1/2 Tasse frisches Basilikum, fein gehackt

2   EL Zitronensaft (frisch gepresst) Salz und gemahlener Pfeffer nach Geschmack

Anweisungen

1. Kochen Sie die Rotini-Nudeln nach den Anweisungen auf der Packung.

2. Abspülen und in ein Sieb abtropfen lassen; beiseite stellen.

3. Öl in einem Wok oder einer tiefen Pfanne bei mittlerer Hitze erhitzen.Zucchini, Zwiebel und rote Paprika hinzugeben; ca. 6 bis 7 Minuten anbraten.Geschnittenen Knoblauch und eine Prise Salz hinzugeben und 2 Minuten umrühren.Kirschtomaten und Gemüsebrühe hinzugeben; weitere 3 bis 4 Minuten kochen.Rotini-Nudeln und frisches Basilikum hinzugeben; gut durchschwenken.Abschmecken und Salz und Pfeffer nach Belieben anpassen.

4. Mit Zitronensaft servieren.

Nährwertangaben

Prozentuale Tageswerte basierend auf der Referenz-Tagesdosis (RDI) für eine 2000-Kalorien-Diät.

Menge pro Portion

Kalorien 348,77 | Kalorien aus Fett (50%) 174,3 |

Gesamtfett 19,81g 30% | Gesättigtes Fett 3,81g 19% | Cholesterin 0mg 0% | Natrium 103,66mg 4% | Kalium 690,39mg 20% | Kohlenhydrate insgesamt 37,38g 12% | Ballaststoffe 6,07g 24% | Zucker 3,51g | Eiweiß 9g 18%.

14. Pilze und Kichererbsen Risotto

Fertig in Zeit: S0 Minuten | Portionen: 4

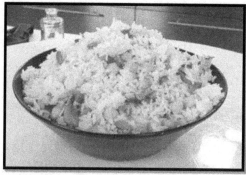

Inhaltsstoffe

1/2 Tasse Olivenöl

1 Zwiebel fein gewürfelt

1 1/2 Tasse Basmati-Reis

2 Tassen frische Champignons in Scheiben geschnitten 2 Tassen Gemüsebrühe

2 Tassen Wasser

1/2 Pfund Kichererbsen aus der Dose, abgetropft und abgespült 1/4 Teelöffel Kurkuma gemahlen

Salz und Pfeffer nach Geschmack

Anweisungen

1. Erhitzen Sie Öl in einer tiefen Pfanne bei mittlerer bis hoher Hitze.

2. Sautieren Sie die Zwiebel und den Reis für 2-3 Minuten; rühren Sie häufig um.

3. Gießen Sie Brühe , Wasser, in Sch

4. Zum Kochen bringen, Hitze auf mittlere Stufe reduzieren, abdecken und 18 Minuten kochen; gelegentlich umrühren.

5. Vom Herd nehmen und 5 Minuten abkühlen lassen.

6. Abschmecken und mit Salz und Pfeffer abschmecken; umrühren.

7. Servieren.

Nährwertangaben

Prozentuale Tageswerte basierend auf der Referenz-Tagesdosis (RDI) für eine 2000-Kalorien-Diät.

Menge pro Portion

Kalorien 630,4 | Kalorien aus Fett (41%) 257,56 | Gesamtfett 29,19g 45% | Gesättigtes Fett 4,17g 21% | Cholesterin 0,62mg <1% | Natrium 582,12mg 24% | Kalium 417,22mg 12% | Gesamtkohlenhydrate 81,5g

27% | Ballaststoffe 4,19g 17% | Zucker 1,9g | Protein 11g 22%

15. Nudelsalat mit marinierten Artischockenherzen und Tofu

Fertig in Zeit: 20 Minuten | Portionen: 4

Inhaltsstoffe

1 lb mittlere Nudelform, ungekocht

1 Dose (15 oz) marinierte Artischockenherzen, abgetropft, gewürfelt 1 Tasse Tofu fest in kleine Würfel geschnitten

1 Tasse frische Champignons, in Scheiben geschnitten

1/2 Tasse Zwiebel, fein gewürfelt

1/3 Tasse gehacktes frisches Basilikum

Salz und frisch gemahlener schwarzer Pfeffer zum Abschmecken 2/3 Tasse veganes Salatdressing

Anweisungen

1. Bereiten Sie die Nudeln nach den Anweisungen auf der Verpackung zu.

2. IneinergroßenSalatschüssel , kombinierenSiedieTeichenherzen   ,

3. Spülen Sie die Nudeln mit kaltem Wasser ab, und

lassen Sie sie gut abtropfen.

4. Nudeln und veganes Dressing in eine Salatschüssel geben; gut durchschwenken.

5. Schmecken Sie ab und passen Sie Salz und Pfeffer nach Belieben an.

6. Servieren oder im Kühlschrank aufbewahren.

Nährwertangaben

Prozentuale Tageswerte basierend auf der Referenz-Tagesdosis (RDI) für eine 2000-Kalorien-Diät.

Menge pro Portion

Kalorien 587,57 | Kalorien aus Fett (15%) 90,63 | Gesamtfett 10,39g 16% | Gesättigtes Fett 1,59g 8% | Cholesterin 0mg 0% | Natrium 405mg 17% | Kalium 557mg 16% | Kohlenhydrate gesamt 101,69g 34% | Ballaststoffe 10,91g 44% | Zucker 3,78g | Eiweiß 22,28g 45%.

16. Leckere panierte Tofu-Sticks

Fertig in Zeit: 25 Minuten | Portionen: 4

Inhaltsstoffe

1 Block extra-fester Tofu, gut abgetropft (16 Unzen) 4 Knoblauchzehen, fein gehackt

1   Esslöffel Senf 1 Esslöffel Maissirup

2   1 Esslöffel Tomatenmark 1 Esslöffel Tamari-Sauce 1 Esslöffel Wasser

Salz und gemahlener schwarzer Pfeffer zum Abschmecken 3/4 Tasse Semmelbrösel

1/2 Tasse Sesamöl zum Braten

Anweisungen

1. Tofu gut abtropfen lassen und in Streifen/Stücke/Stäbchen schneiden; beiseite stellen.

    2. Verquirlen Sie den gehackten Knoblauch, den Senf, den Maissirup, das Tomatenmark, die Tamari-Sauce, das Wasser sowie das Salz und den Pfeffer in einer Schüssel.

3. Geben Sie die Semmelbrösel in eine separate

Schale/Schüssel.

4. Tauchen Sie die Tofusteaks gleichmäßig in die Knoblauchmischung.

5. Tauchen Sie dann Ihr Tofusteak in die Semmelbrösel.

6. Erhitzen Sie das Öl in einer Bratpfanne bei mittlerer Hitze.

7. Braten Sie den panierten Tofu ca. 5 Minuten pro Seite; wenden Sie den Tofu einmal vorsichtig.

8. Nehmen Sie den Tofu auf einem mit einem Papiertuch ausgelegten Teller heraus und lassen Sie ihn abtropfen und vollständig abkühlen.

9. In einem luftdichten Behälter aufbewahren und gekühlt bis zu 3 bis 4 Tage aufbewahren.

Nährwertangaben

Prozentuale Tageswerte basierend auf der Referenz-Tagesdosis (RDI) für eine 2000-Kalorien-Diät.

Menge pro Portion

Kalorien 456,33 | Kalorien aus Fett (67%) 307,42 | Gesamtfett 35,17g 54%

| Gesättigte Fette 4,75g 24% | Cholesterin 0mg 0% |

Natrium 524,33mg 22% | Kalium 298,4mg 9% | Kohlenhydrate gesamt 24,1g 8% | Ballaststoffe 2g 8% | Zucker 4,4g | Eiweiß 15,11g 30%

17. Aubergine und Petersilienpüree

Fertig in Zeit: 20 Minuten | Portionen: 6

Inhaltsstoffe

2 Pfund Auberginen in Würfel geschnitten 1 Tasse frische Petersilienblätter

3 Knoblauchzehen, gehackt

1 grüne Paprika, entkernt und grob gehackt 2 Tasse Wasser

1 Tasse kaltgepresstes Olivenöl

2 Esslöffel frischer Zitronensaft (2 Zitronen)

Salz und frisch gemahlener schwarzer Pfeffer, nach Geschmack

Anweisungen

1. Aubergine schälen und abspülen; Aubergine in Würfel schneiden und zusammen mit Knoblauch, grünem Pfeffer, Petersilie und Wasser in den Instant-Topf geben.

2. Rasten Sie den Deckel ein und stellen Sie den Hochdruck für 5 Minuten auf die Einstellung

MANUELL.

3. Wenn der Signalton ertönt, lassen Sie den Druck schnell ab, indem Sie auf Abbrechen drücken und den Dampfgriff in die Position Entlüften drehen.

4. Geben Sie das Gemüse zusammen mit dem Öl, dem Zitronensaft und Salz und Pfeffer in einen Mixer, um es zu pürieren.

5. Pürieren Sie, bis alles glatt und gut vermischt ist.

6. In einem luftdichten Behälter aufbewahren und gekühlt bis zu 3 bis 4 Tage aufbewahren.

Nährwertangaben

Prozentuale Tageswerte basierend auf der Referenz-Tagesdosis (RDI) für eine 2000-Kalorien-Diät.

Menge pro Portion

Kalorien 167,31 | Kalorien aus Fett (95%) 159,3 | Gesamtfett 18g 28% | Gesättigtes Fett 2,5g 13% | Cholesterin 0mg 0% | Natrium 1,39mg <1% | Kalium 53,6mg 2% | Gesamtkohlenhydrate 2g <1% | Ballaststoffe 0,46g 2% | Zucker 0,72g | Protein 0,32g <1%

18. Frische Garten-Gemüse-Suppe

Fertig in Zeit: 20 Minuten | Portionen: 5

Inhaltsstoffe

4 Esslöffel Olivenöl Zwiebel fein gewürfelt

1 Knoblauchzehen, fein geschnitten

Salz und gemahlener schwarzer Pfeffer nach Geschmack 2 Karotten, geschält und in Scheiben geschnitten 2 Selleriestangen, in Scheiben geschnitten

1 Tasse Grünkohlblätter, gehackt

1 Zucchini, gewürfelt 1 Tasse getrocknete Champignons

1 Tasse geschälte und geriebene Tomaten 4 Tassen Gemüsebrühe 1 Lorbeerblatt

1 Teelöffel frische Petersilienblätter 1 Teelöffel frische Basilikumblätter

Anweisungen

1. Schalten Sie den Instant Pot ein und drücken Sie die SAUTÉ-Taste.

2. Geben Sie das Olivenöl hinzu und braten Sie die

Zwiebel und den Knoblauch mit einer Prise Salz für etwa 2 bis 3 Minuten an.

3. Fügen Sie geschnittene Karotten und Sellerie hinzu und rühren Sie eine Minute lang um.

4. Grünkohl, Zucchini und Pilze hinzufügen; eine Minute lang umrühren.

5. Geriebene Tomaten hinzufügen und gut umrühren.

6. Geben Sie die Gemüsebrühe zusammen mit allen restlichen Zutaten hinzu und rühren Sie gut um.

7. Rasten Sie den Deckel ein und stellen Sie den Hochdruck für 5 Minuten auf die Einstellung MANUELL.

8. Sobald der Topf einen Signalton abgibt, verwenden Sie einen Schnellauslöser.

9. Schmecken Sie ab und passen Sie Salz und Pfeffer nach Belieben an.

10. Lassen Sie die Suppe vollständig abkühlen.

11. Bewahren Sie die Suppe in einem luftdichten Behälter auf und kühlen Sie sie bis zu 5 Tage oder frieren Sie sie bis zu zwei Monate ein.

Nährwertangaben

Prozentuale Tageswerte basierend auf der Referenz-Tagesdosis (RDI) für eine 2000-Kalorien-Diät.

Menge pro Portion

Kalorien 262,92 | Kalorien aus Fett (48%) 126,6 | Gesamtfett 14,31g 22% | Gesättigtes Fett 2,28g 11% | Cholesterin 1,97mg <1% | Natrium 1329,49mg 55% | Kalium 681,1mg 19% | Gesamtkohlenhydrate 28,68g 10% | Ballaststoffe 4,64g 19% | Zucker 2,79g | Protein 7g 14%.

19. Gebratener Tofu mit Spargel und chinesischer Sauce

Fertig in Zeit: 25 Minuten | Portionen: 4

Inhaltsstoffe

14 oz extra fester Tofu 3 Esslöffel Sesamöl

1 Esslöffel Sojasauce

1 Pfund Spargel, in 5 cm lange Stücke geschnitten 2 Esslöffel grüne Zwiebeln, fein gehackt

Für die Sauce:

4 Esslöffel Tamari-Sauce (oder Sojasauce) 4 Esslöffel Sesamöl

2 EL Reisessig 4 gehackte Knoblauchzehen

1 Teelöffel Ingwer, frisch gerieben 1/4 Tasse brauner Zucker

Anweisungen

1. Schneiden Sie den Tofublock in zwei Hälften.

2. Drücken Sie die Tofuhälften vorsichtig zwischen Papiertüchern aus, um jegliche Flüssigkeit zu entfernen; schneiden Sie den Tofu in 1/2-Zoll-Würfel.

3. Erhitzen Sie Öl in einem großen Wok/einer großen Bratpfanne bei mittlerer bis hoher Hitze.

4. Tofuwürfel anbraten, bis der Tofu leicht goldbraun ist

5. Fügen Sie die Sojasauce hinzu und schwenken Sie sie, um sie gut zu kombinieren.

6. Geben Sie den Tofu in eine Schüssel und stellen Sie ihn beiseite.

7. In demselben Wok/derselben Pfanne den Spargel und die Frühlingszwiebeln anbraten, bis sie weich sind.

8. Geben Sie das Gemüse in eine Schüssel mit Tofu.

9. Verquirlen Sie alle Zutaten für die Sauce in einer Schüssel, bis sie sich gut vermischt haben, gießen Sie die Sauce über das Gemüse und den Tofu und schwenken Sie sie, um sie gut zu kombinieren.

10. Schmecken Sie die Gewürze ab und passen Sie sie bei Bedarf an.

11. In einem luftdichten Behälter aufbewahren und gekühlt bis zu 4 bis 5 Tage aufbewahren.

Nährwertangaben

Prozentuale Tageswerte basierend auf der Referenz-Tagesdosis (RDI) für eine 2000-Kalorien-Diät.

Menge pro Portion

Kalorien 386,14 | Kalorien aus Fett (67%) 259,3 | Gesamtfett 29,71g 46% | Gesättigtes Fett 4g 20% | Cholesterin 0mg 0% | Natrium 1153,52mg 48% | Kalium 405,92mg 12% | Gesamtkohlenhydrate 23,88g 8% | Ballaststoffe 2,13g 9% | Zucker 15,58g | Protein 13,6g 27%.

20. Gebratene Tomatensoße

Fertig in Zeit: 40 Minuten | Portionen: 8

Inhaltsstoffe

4 Esslöffel natives Olivenöl

1 kleine Zwiebel fein gewürfelt 2 Zehen gehackter Knoblauch

3 Pfund Tomaten, geschält, entkernt und gewürfelt Salz und gemahlener Pfeffer nach Geschmack

1/2 Tasse gemahlene Mandeln 1 Lorbeerblatt

2 Zweige Petersilie

1/2 Tasse Gemüsebrühe

Anweisungen

1. Erhitzen Sie Öl in einem großen Topf und dünsten Sie die Zwiebel und den Knoblauch mit einer Prise Salz und Pfeffer an, bis sie weich sind.

2. Tomaten hinzufügen und unter häufigem Rühren bei starker Hitze 2 bis 3 Minuten kochen.

3. Alle restlichen Zutaten hinzufügen und zum Kochen bringen.

4. Reduzieren Sie die Hitze auf mittel-niedrig, decken

Sie sie ab und kochen Sie sie für 15 - 20 Minuten.

5. Geben Sie die Mischung in einen Mixer; pürieren Sie die Mischung mit einem Stabmixer, bis sie weich ist.

6. Lassen Sie die Sauce vollständig abkühlen, bewahren Sie sie in einem Behälter auf und halten Sie sie im Kühlschrank bis zu einer Woche.

7. Außerdem können Sie Ihre Sauce in einem Gefrierbeutel bis zu 3 Monate einfrieren

Nährwertangaben

Prozentuale Tageswerte basierend auf der Referenz-Tagesdosis (RDI) für eine 2000-Kalorien-Diät.

Menge pro Portion

Kalorien 161 | Kalorien aus Fett (62%) 100,33 | Gesamtfett 11,6g 18% | Gesättigtes Fett 1,34g 7% | Cholesterin 0mg 0% | Natrium 46,86mg 2% | Kalium 501,7mg 14% | Gesamtkohlenhydrate 10,53g 4% | Ballaststoffe 3,27g 13% | Zucker 5,7g | Protein 3,55g 7%

DINNER

21. Instant Robuste Vegane Suppe

Fertig in Zeit: 25 Minuten | Portionen: 8

Inhaltsstoffe

3 grüne Zwiebeln, fein gehackt 2 zerdrückte Knoblauchzehen

2 Karotten, in 1/4-Zoll-Ringe geschnitten Salz und gemahlener schwarzer Pfeffer zum Abschmecken 10 oz frischer Spinat, gehackt

1 Tasse Reis Arborio

3 Kartoffeln in große Stücke geschnitten

2 Stangen Staudensellerie in 1-Zoll-Stücke geschnitten

4 Tassen Gemüsebrühe 4 Esslöffel Olivenöl

1 Tasse frische Petersilie (gehackt) 2 EL frischer Staudensellerie (gehackt) 2 EL frischer Zitronensaft

2 Esslöffel Tomatenmark 1 Lorbeerblatt

Anweisungen

Drücken Sie die SAUTÉ-Taste an Ihrem Instant Pot.

Wenn das Wort "heiß" im Display erscheint, Öl hinzufügen und Zwiebeln, Knoblauch und Karotten unter gelegentlichem Rühren ca. 5 Minuten anbraten.

Reis und Kartoffeln hinzufügen; ein bis zwei Minuten anbraten.

Fügen Sie alle restlichen Zutaten hinzu und rühren Sie gut um.

Rasten Sie den Deckel ein und stellen Sie das MANUAL für 12 Minuten auf Hochdruck.

Wenn der Timer piept, drücken Sie "Abbrechen" und kippen Sie vorsichtig das Schnellablassventil, um den Druck abzulassen.

Sobald der gesamte Druck entweicht und der Dampf nicht mehr aus der Entlüftung kommt, öffnen Sie vorsichtig den Deckel.

Schmecken Sie ab und passen Sie die Gewürze an.

Heiß servieren.

Nährwertangaben

Prozentuale Tageswerte basierend auf der Referenz-Tagesdosis (RDI) für eine 2000-Kalorien-Diät.

Menge pro Portion

Kalorien 317,26 | Kalorien aus Fett (26%) 82,69 | Gesamtfett 9,37g 14% | Gesättigtes Fett 1,48g 7% | Cholesterin 1,23mg <1% | Natrium 1304,4mg 54% | Kalium 869,14mg 25% | Gesamtkohlenhydrate 51,38g 17% | Ballaststoffe 6,13g 25% | Zucker 3,2g | Protein 9g 18%

22. Instant Bohnenkraut Gigante Bohnen

Fertig in Zeit: 55 Minuten | Portionen: 6

Inhaltsstoffe

1 Pfund Gigante-Bohnen, über Nacht eingeweicht 1/2 Tasse Olivenöl

1 Zwiebel in Scheiben geschnitten

2 Zehen Knoblauch zerdrückt oder gehackt

1 rote Paprika (in 1/2-Zoll-Stücke geschnitten) 2 Karotten, in Scheiben geschnitten

1/2 Teelöffel Salz und gemahlener schwarzer Pfeffer 2 Tomaten geschält, gerieben 1 EL Sellerie (gehackt)

1 EL Tomatenmark (oder Ketchup) 3/4 TL süßer Paprika

1 Teelöffel Oregano 1 Tasse Gemüsebrühe

Anweisungen

1. Weichen Sie die Gigante-Bohnen über Nacht ein.

2. Drücken Sie die SAUTÉ-Taste an Ihrem Instant Pot und erhitzen Sie das Öl.

3. Zwiebel, Knoblauch, Paprika, Möhren mit einer Prise Salz 3 - 4 Minuten anbraten; gelegentlich umrühren.

4. Geben Sie die gespülten Gigante-Bohnen zusammen mit allen übrigen Zutaten in Ihren Instant Pot und rühren Sie gut um.

5. Rasten Sie den Deckel ein und stellen Sie ihn für 25 Minuten auf die Einstellung MANUELL.

6. Wenn der Signalton ertönt, lassen Sie den Druck schnell ab, indem Sie Abbrechen drücken und den Dampfgriff in die Position Entlüften drehen.

7. Schmecken Sie die Gewürze ab und passen Sie sie nach Belieben an.

8. Warm oder kalt servieren. Im Kühlschrank aufbewahren.

Nährwertangaben

Prozentuale Tageswerte basierend auf der Referenz-Tagesdosis (RDI) für eine 2000-Kalorien-Diät.

Menge pro Portion

Kalorien 502,45 | Kalorien aus Fett (34%) 173,16 |

Gesamtfett 19,63g 30%

| Gesättigtes Fett 2,86g 14% |

Cholesterin 0,41mg <1% | Natrium 326,4mg 14% | Kalium 1869,29mg 53% | Kohlenhydrate gesamt 63,17g 21% | Ballaststoffe 15,63g 63% | Zucker 6,37 g | Eiweiß 21,74 g 44 %.

23. Instant-Kurkuma-Risotto

Fertig in Zeit: 40 Minuten | Portionen: 4

Inhaltsstoffe

4 Esslöffel Olivenöl 1 Tasse Zwiebel

1 Teelöffel gehackter Knoblauch

2 Tassen Langkornreis 3 Tassen Gemüsebrühe

1/2 Teelöffel Paprika (geräuchert) 1/2 Teelöffel Kurkuma

1/2 Teelöffel Muskatnuss

2 EL frische Basilikumblätter, gehackt Salz und gemahlener schwarzer Pfeffer zum Abschmecken

Anweisungen

1. Drücken Sie die SAUTÉ-Taste an Ihrem Instant Pot und erhitzen Sie das Öl.

2. Sautieren Sie die Zwiebel und den Knoblauch mit einer Prise Salz, bis sie weich sind.

3. Den Reis und alle restlichen Zutaten hinzufügen und gut umrühren.

4. Deckel einrasten und einschalten und die Taste "RICE" für 10 Minuten wählen.

5.   Wenn der Timer piept, drücken Sie "Abbrechen" und kippen Sie vorsichtig das Schnellablassventil, um den Druck abzulassen.

6. Schmecken Sie die Gewürze ab und passen Sie sie nach Belieben an.

7. Servieren.

Nährwertangaben

Prozentuale Tageswerte basierend auf der Referenz-Tagesdosis (RDI) für eine 2000-Kalorien-Diät.

Menge pro Portion

Kalorien 559,81 | Kalorien aus Fett (29%) 162,48 | Gesamtfett 18,57g 29%

| Gesättigtes Fett 2,4g 12% |

Cholesterin 1,23mg <1% | Natrium 815,34mg 34% | Kalium 26,6mg 7% | Gesamtkohlenhydrate 97,3g 32% | Ballaststoffe 8,43g 34% | Zucker 1,81g | Protein 10g 20%

24.   **Brennnesselsuppe mit Reis**

Fertig in Zeit: 40 Minuten | Portionen: 5

Inhaltsstoffe

3 Eßlöffel Olivenöl

2 Zwiebeln fein gewürfelt

2 Knoblauchzehen, fein gehackt

Salz und frisch gemahlener schwarzer Pfeffer 4 mittelgroße, in Würfel geschnittene Kartoffeln

1 Tasse Reis

1 Esslöffel Pfeilwurz

2   Tassen Gemüsebrühe 2 Tassen Wasser

1   Bund junge Brennnesselblätter verpackt 1/2 Tasse frische Petersilie fein gehackt 1 Teelöffel Kreuzkümmel

Anweisungen

1. Erhitzen Sie das Olivenöl in einem großen Topf.

2. Zwiebel und Knoblauch mit einer Prise Salz anbraten, bis sie weich sind.

3. Kartoffel, Reis und Pfeilwurzel hinzufügen; 2 bis 3 Minuten anbraten.

4. Brühe und Wasser angießen, gut umrühren, abdecken und bei mittlerer Hitze ca. 20 Minuten kochen.

5. Kochen Sie bei mittlerer Hitze etwa 20 Minuten.

6. Junge Brennnesselblätter, Petersilie und Kreuzkümmel hinzufügen; umrühren und 5 bis 7 Minuten kochen.

7. Geben Sie die Suppe in einen Mixer und pürieren Sie sie, bis sie gut vermischt ist.

8. Schmecken Sie ab und passen Sie Salz und Pfeffer an.

9. Heiß servieren.

Nährwertangaben

Prozentuale Tageswerte basierend auf der Referenz-Tagesdosis (RDI) für eine 2000-Kalorien-Diät.

Menge pro Portion

Kalorien 421,76 | Kalorien aus Fett (21%) 88,32 | Fett insgesamt 9,8g 15% | Gesättigtes Fett 1,54g 8% | Cholesterin 0,8mg <1% | Natrium 790,86mg 33% | Kalium 963,6mg 28% | Kohlenhydrate insgesamt 73,52g 25% | Ballaststoffe 8g 32% | Zucker 3,3g |

Eiweiß 9,66g 19%

25. Okra mit geriebenen Tomaten (Slow Cooker)

Fertig in Zeit: S Stunden und 10 Minuten | Portionen: 4

Inhaltsstoffe

2 Pfund frische Okra, geputzt 2 Zwiebeln, fein gehackt

2 Knoblauchzehen fein geschnitten 2 Karotten in Scheiben geschnitten

2 reife Tomaten gerieben 1 Tasse Wasser

4 Esslöffel Olivenöl

Salz und gemahlener schwarzer Pfeffer

1 Esslöffel frische Petersilie fein gehackt

Anweisungen

1. Geben Sie die Okra in Ihren Crock-Pot: Bestreuen Sie sie mit einer Prise Salz und Pfeffer.

2. Gehackte Zwiebel, Knoblauch, Karotten und geriebene Tomaten hinzugeben; gut umrühren.

3. Gießen Sie Wasser und Öl, würzen Sie mit Salz und Pfeffer und rühren Sie gut um.

4. Bedecken Sie sie und kochen Sie sie auf NIEDRIG für 2-3 Stunden oder bis sie weich sind.

5. Öffnen Sie den Deckel und fügen Sie frische Petersilie hinzu; rühren Sie um.

6. Schmecken Sie ab und passen Sie Salz und Pfeffer an.

7. Heiß servieren.

Nährwertangaben

Prozentuale Tageswerte basierend auf der Referenz-Tagesdosis (RDI) für eine 2000-Kalorien-Diät.

Menge pro Portion

Kalorien 223,47 | Kalorien aus Fett (55%) 123,5 | Gesamtfett 14g 22% | Gesättigtes Fett 1,96g 10% | Cholesterin 0mg 0% | Natrium 51,91mg 2% | Kalium 1009,6mg 29% | Gesamtkohlenhydrate 23,58g 8% | Ballaststoffe 9,47g 38% | Zucker 6,62g | Protein 6g 12%

26. Beluga-Linsen und Tofu-'Fleischbällchen'

Fertig in Zeit: 1 Stunde und 25 Minuten | Portionen: S

Inhaltsstoffe

1 Tasse schwarze Linsen ungekocht 1 Teelöffel Fenchelsamen

1 Tasse Quinoa (ungekocht)

Salz und gemahlener schwarzer Pfeffer nach Geschmack 1 Teelöffel granulierter Knoblauch 1/4 Tasse frischer Koriander, fein gehackt

6 oz extra-fester Tofu, ausgedrückt, trocken getupft und in kleine Würfel geschnitten 2 Esslöffel Olivenöl

Anweisungen

1. Erhitzen Sie Wasser (ca. 3 Tassen) bei starker Hitze und fügen Sie Linsen, Fenchel und eine Prise Salz und Pfeffer hinzu.

2. Bringen Sie die Linsen zum Kochen und schalten Sie die Hitze auf mittlere bis niedrige Stufe.

3. Zudecken und ca. 25 Minuten kochen.

4. Wenn Sie fertig sind, spülen Sie sie ab und lassen Sie

sie gut abtropfen.

5. Geben Sie eine Tasse Wasser in einen kleinen Topf und bringen Sie Quinoa zum Kochen. Abdecken und 15 Minuten köcheln lassen; abspülen und abtropfen lassen. Den Ofen auf 400 F vorheizen. Ein Backblech mit Pergamentpapier auslegen; beiseite stellen.

6. Kombinieren Sie Linsen und Quinoa in einer Küchenmaschine.

7. Fügen Sie alle restlichen Zutaten hinzu, würzen Sie großzügig mit Salz und Pfeffer; pulsieren Sie, bis die Mischung die Konsistenz von grobem Sand hat und formen Sie daraus "Fleisch"-Bälle.

8. Legen Sie die Linsenbällchen auf ein vorbereitetes Backblech und backen Sie sie 20 bis 25 Minuten lang. Nehmen Sie sie aus dem Ofen, lassen Sie sie vollständig abkühlen und bewahren Sie sie in einem luftdichten Behälter im Kühlschrank bis zu 5 Tage lang auf, oder verpacken Sie die Fleischbällchen in Gefrierbeutel und bewahren Sie sie bis zu 3 Monate im Gefrierschrank auf.

Nährwertangaben

Prozentuale Tageswerte basierend auf der Referenz-Tagesdosis (RDI) für eine 2000-Kalorien-Diät.

Menge pro Portion

Kalorien 468,29 | Kalorien aus Fett (28%) 129,82 | Gesamtfett 14,84g 23% | Gesättigtes Fett 1,86g 9% | Cholesterin 0mg 0% | Natrium 13,4mg <1% | Kalium 895,34mg 26% | Gesamtkohlenhydrate 59g 20% | Ballaststoffe 22,23g 89% | Zucker 1,61g | Protein 26,5g 53%

27. Schwarzäugige Bohnen mit Spinat

Fertig in Zeit: 40 Minuten | Portionen: 6

Inhaltsstoffe

1/2 lb schwarzäugige Erbsen 1/2 Tasse Olivenöl

1 Karotte, in 1" dicke Scheiben geschnitten

2   Frühlingszwiebeln (nur weiße Teile) 2 Stangen Staudensellerie

1 Pfund frischer Spinat, grob gehackt 1 Zitrone, entsaften

1 Teelöffel Knoblauchpulver

Salz und schwarzer Pfeffer, frisch gemahlen 1/2 Tasse Tomatensaft

1 Tasse Gemüsebrühe

Anweisungen

1. Spülen Sie die Bohnen ab und geben Sie sie in Ihren Instant Pot.

2. Alle restlichen Zutaten hinzufügen und gut umrühren.

3. Rasten Sie den Deckel ein und stellen Sie auf der Einstellung MANUELL den Hochdruck für 25

Minuten ein.

4. Lassen Sie den Druck 10 Minuten lang natürlich ab und lassen Sie den Restdruck schnell ab.

5. Schmecken Sie die Gewürze ab und passen Sie sie nach Belieben an.

6. Heiß servieren.

7. Lassen Sie ihn vollständig abkühlen.

8. In einem luftdichten Behälter gekühlt bis zu 4 bis 5 Tage aufbewahren.

Nährwertangaben

Prozentuale Tageswerte basierend auf der Referenz-Tagesdosis (RDI) für eine 2000-Kalorien-Diät.

Menge pro Portion

Kalorien 363 | Kalorien aus Fett (47%) 172,1 | Gesamtfett 19,51g 30% | Gesättigtes Fett 2,77g 14% | Cholesterin 0,41mg <1% | Natrium 361,9mg 15% | Kalium 1057,24mg 30% | Kohlenhydrate insgesamt 37,19g 12% | Ballaststoffe 13,26g 53% | Zucker 6,6g | Eiweiß 13,33g 27%

28.   Auberginen mit Pfefferkorn - Tamari Sauce

Fertig in Zeit: S5 Minuten | Portionen: 6

Inhaltsstoffe

1 1/2 lbs Auberginen in 4 x 10-Zoll-Stücke geschnitten Prise Salz

1/3 Tasse Erdnussöl

4 Zehen Knoblauch, gehackt

2 Teelöffel frischer Ingwer, fein gehackt 5 bis 6 getrocknete rote Chilis

1/2 Tasse lauwarmes Wasser Pfefferkorn-Tamari-Sauce 1 Teelöffel Pfefferkörner 1/3 Tasse Tamari-Sauce 1 Teelöffel Chiliflocken 2 EL Sesamöl

1 Esslöffel Essig (beliebig) 2 Esslöffel dunkler Honig 1/4 Teelöffel Zimt

Anweisungen

1. Auberginenstücke schälen, putzen, mit Salz bestreuen und mit Öl bepinseln.

2. Erhitzen Sie das Erdnussöl in einem Wok oder einer großen Bratpfanne bei mittlerer bis hoher Hitze.

3. Braten Sie den Knoblauch mit einer Prise Salz etwa 3 bis 4 Minuten an, fügen Sie Auberginen, Ingwer und rote Chilis hinzu und rühren Sie zwei Minuten lang um, gießen Sie Wasser auf, reduzieren Sie die Hitze auf mittlere bis niedrige Stufe und kochen Sie das Ganze zugedeckt 10 Minuten lang.

4. Bereiten Sie in der Zwischenzeit die Sauce zu; kombinieren Sie alle Saucenzutaten in einer Schüssel.

5. Die Sauce in den Wok/die Pfanne gießen, umrühren und weitere 2 bis 3 Minuten kochen.

6. Vom Herd nehmen, vollständig abkühlen lassen und in einem luftdichten Behälter im Kühlschrank für 4 bis 5 Tage aufbewahren.

Nährwertangaben

Prozentuale Tageswerte basierend auf der Referenz-Tagesdosis (RDI) für eine 2000-Kalorien-Diät.

Menge pro Portion

Kalorien 252,6 | Kalorien aus Fett (60%) 150,5 | Gesamtfett 17,06g 26% | Gesättigtes Fett 2,76g 14% | Cholesterin 0mg 0% | Natrium 1152,58mg 53% |

Kalium 614,58mg 18% | Gesamtkohlenhydrate 24,65g 8% | Ballaststoffe 4,36g 17% | Zucker 9,15g | Protein 5g 10%

29. Schwarze Bohnen mit Knoblauch und Reiseintopf

Fertig in Zeit: 40 Minuten | Portionen: 5

Inhaltsstoffe

4 Esslöffel Sesamöl 6 Zehen gehackter Knoblauch

Salz und frisch gemahlener schwarzer Pfeffer zum Abschmecken 2 Tassen Langkornreis

1 Dose schwarze Bohnen abgetropft 4 Tassen Gemüsebrühe

1/2 Tasse Sojasauce

1/2 Tasse Tomatensauce oder zerdrückte Tomaten

Anweisungen

1. Öl in einer großen Pfanne bei mittlerer Hitze erhitzen; den Knoblauch mit einer Prise Salz und Pfeffer unter ständigem Rühren etwa 3 bis 4 Minuten anbraten.

2. Fügen Sie die schwarzen Bohnen und den Reis hinzu, und rühren Sie weitere zwei Minuten.

3. Fügen Sie die Brühe, Sojasauce und Tomatensauce hinzu; rühren Sie eine Minute lang.

4. Zum Kochen bringen, Hitze auf mittlere Stufe reduzieren, abdecken und 20 bis 25 Minuten kochen.

5. Vom Herd nehmen und mit Salz und Pfeffer abschmecken.

6. In einem luftdichten Behälter aufbewahren und gekühlt bis zu 4 bis 5 Tage aufbewahren.

Nährwertangaben

Prozentuale Tageswerte basierend auf der Referenz-Tagesdosis (RDI) für eine 2000-Kalorien-Diät.

Menge pro Portion

Kalorien 486 | Kalorien aus Fett (27%) 130,35 | Gesamtfett 14,6g 23% | Gesättigtes Fett 2,41g 12% | Cholesterin 1,7mg <1% | Natrium 1446,61mg 62% | Kalium 704,91mg 20% | Gesamtkohlenhydrate 73,3g 24% | Ballaststoffe 9,91g 40% | Zucker 1,53g | Protein 15,7g 31%

30. Toskanischer Grünkohl mit Tamari-Sauce

Fertig in Zeit: 15 Minuten | Portionen: 2

Inhaltsstoffe

4 Tassen Toskanischer Grünkohl

4 Esslöffel Sesamöl oder Olivenöl

2 Teelöffel japanischer süßer Reiswein (oder Essig) 2 Esslöffel Tamari-Sauce

Salz nach Geschmack

Anweisungen

1. Spülen Sie Ihren Grünkohl gut ab und schneiden Sie die Unterseite des Stiels ab.

2. Schneiden Sie den Grünkohl mit dem Messer von oben nach unten durch.

3. Erhitzen Sie Öl in einem Wok/einer Bratpfanne bei mittlerer bis hoher Hitze.

4. Grünkohl etwa 2 bis 3 Minuten kochen, dabei

häufig umrühren.

5. Mit Kochwein (oder Essig) aufgießen und eine weitere Minute kochen lassen.

6. Gießen Sie die Tamari-Sauce, rühren Sie gut um und bestreuen Sie sie mit einer Prise Salz

7. Weitere 2 bis 3 Minuten kochen, bis sie leicht verwelkt sind.

8. Lassen Sie ihn vollständig abkühlen.

9. In einem luftdichten Behälter aufbewahren und gekühlt bis zu 3 bis 4 Tage aufbewahren.

Nährwertangaben

Prozentuale Tageswerte basierend auf der Referenz-Tagesdosis (RDI) für eine 2000-Kalorien-Diät.

Menge pro Portion

Kalorien 249,48 | Kalorien aus Fett (96%) 238,3 | Gesamtfett 27g 42% | Gesättigtes Fett 3,73g 19% | Cholesterin 0mg 0% | Natrium 1006mg 42% | Kalium 38,43mg 1% | Gesamtkohlenhydrate 1g <1% | Ballaststoffe 0,14g <1% | Zucker 0,31g |

Protein 1,9g 4%

31. Gelbe Nudeln in Knoblauch - Hoisin Sauce

Fertig in Zeit: 15 Minuten | Portionen: S

Inhaltsstoffe

20 oz gelbe Art Nudeln oder Spaghetti Wasser, zum Kochen der Nudeln

Knoblauch - Hoisin-Sauce 1/2 Tasse Avocadoöl 3 EL gehackter Knoblauch 2 EL Hoisin-Sauce

1 Esslöffel gelber Senf (ohne Alkohol) 1 Esslöffel Kristallzucker

Anweisungen

1. Geben Sie die gelben Nudeln in das kochende Wasser und kochen Sie sie 3 bis 4 Minuten oder bis sie al dente sind.

2. Geben Sie die Nudeln zum Abtropfen in ein Sieb; stellen Sie sie beiseite.

3. Alle Saucenzutaten in den Topf geben; bei mittlerer bis hoher Hitze ca. 3 Minuten rühren.

4. Geben Sie die warme Sauce in eine große Schüssel.

5. Geben Sie die Nudeln in die Soße und schwenken Sie sie, um sie gut zu kombinieren.

6. In einem luftdichten Behälter aufbewahren und im Kühlschrank bis zu 4 Tage aufbewahren.

Nährwertangaben

Prozentuale Tageswerte basierend auf der Referenz-Tagesdosis (RDI) für eine 2000-Kalorien-Diät.

Menge pro Portion

Kalorien 897,59 | Kalorien aus Fett (26%) 254,28 | Gesamtfett 28,93g 45%

| Gesättigte Fette 3,55g 18% | Cholesterin 0,32mg <1% | Natrium 244,63mg 10% | Kalium 485,7mg 14% | Kohlenhydrate gesamt 154,2g 52% | Ballaststoffe 6,77g 27% | Zucker 12,32g | Eiweiß 26,1g 52%

SNACKS

32.   Müsliriegel mit Ahornsirup

Fertig in Zeit: 15 Minuten | Portionen: 12

Inhaltsstoffe

3/4 Tasse Datteln, gehackt

2 EL Chiasamen eingeweicht 3/4 Tasse Haferflocken

4 Esslöffel gehackte Nüsse wie Macadamia, Mandel, brasilianische... etc, 2 Esslöffel Kokosraspeln

2 Esslöffel Kürbiskerne 2 Esslöffel Sesam 2 Esslöffel Hanfsamen

1/2 Tasse Ahornsirup (oder nach Geschmack) 1/4 Tasse Erdnussbutter

Anweisungen

1.   Geben Sie alle Zutaten (außer Ahornsirup und Erdnussbutter) in eine Küchenmaschine und pulsieren Sie, bis sie nur noch grob vermischt sind.

2. Fügen Sie Ahornsirup und Erdnussbutter hinzu und verarbeiten Sie sie, bis alle Zutaten gut miteinander verbunden sind.

3. Legen Sie Backpapier auf eine mittelgroße Auflaufform und verteilen Sie die Mischung.

4. Mit einer Frischhaltefolie abdecken und flach drücken.

5. Kühlen Sie das Granola eine Stunde lang im Kühlschrank.

6. Schneiden Sie ihn in 12 Riegel und servieren Sie ihn.

7. In einem luftdichten Behälter bis zu 1 Woche aufbewahren.

8. Sie können sie auch einzeln in Pergamentpapier einwickeln und in einem großen Ziploc-Beutel im Gefrierschrank aufbewahren.

Nährwertangaben

Prozentuale Tageswerte basierend auf der Referenz-Tagesdosis (RDI) für eine 2000-Kalorien-Diät.

Menge pro Portion

Kalorien 222,37 | Kalorien aus Fett (48%) 107 | Gesamtfett 12,79g 20% | Gesättigtes Fett 2,25g 11% | Cholesterin 0mg 0% | Natrium 44,74mg 2% | Kalium 212,28mg 6% | Gesamtkohlenhydrate 26,11g 9% | Ballaststoffe 4,69g 19% | Zucker 16,25g | Protein

4,19g 8%

33.   **Grüne Sojabohnen Hummus**

Fertig in Zeit: 15 Minuten | Portionen: 6

Inhaltsstoffe

1 1/2 Tassen gefrorene grüne Sojabohnen 4 Tassen Wasser

grobes Salz nach Geschmack 1/4 Tasse Sesampaste

1/2 Teelöffel geriebene Zitronenschale 3 EL frischer Zitronensaft 2 zerdrückte Knoblauchzehen 1/2 Teelöffel gemahlener Kreuzkümmel

1/4 Teelöffel gemahlener Koriander

4 Esslöffel natives Olivenöl extra

1 Esslöffel frische Petersilienblätter gehackt

Serviermöglichkeiten: Gurkenscheiben, Staudensellerie, Oliven

Anweisungen

1. Bringen Sie in einem Kochtopf 4 Tassen Wasser mit 2 bis 3 Prisen grobem Salz zum Kochen.

2. Fügen Sie die gefrorenen Sojabohnen hinzu und kochen Sie sie 5 Minuten oder bis sie weich sind.

3. Spülen Sie die Sojabohnen ab und lassen Sie sie in einem Sieb abtropfen.

4. Geben Sie die Sojabohnen und alle übrigen Zutaten in eine Küchenmaschine.

5. Pulsieren Sie, bis die Masse glatt und cremig ist.

6. Schmecken Sie ab und passen Sie das Salz nach Belieben an.

7. Mit Gurkenscheiben, Sellerie, Oliven, Brot...etc. servieren.

Nährwertangaben

Prozentuale Tageswerte basierend auf der Referenz-Tagesdosis (RDI) für eine 2000-Kalorien-Diät.

Menge pro Portion

Kalorien 235 | Kalorien aus Fett (67%) 156,89 | Gesamtfett 18,23g 28% | Gesättigtes Fett 2,43g 12% |

Cholesterin 0mg 0% | Natrium 18,71mg <1% | K a l i u m 458,22mg 13% | Kohlenhydrate gesamt 10,73g 4% | Ballaststoffe 3,75g 15% | Zucker 0,22g | Protein 10,22g 20%

34. Proteinreiche Avocado-Guacamole

Fertig in Zeit: 15 Minuten | Portionen: 4

Inhaltsstoffe

1/2 Tasse Zwiebel, fein gehackt

1 Chilischote (geschält und fein gehackt) 1 Tasse Tomate, fein gehackt

Korianderblätter, frisch 2 Avocados

2 Esslöffel Leinsamenöl

1/2 Tasse gemahlene Walnüsse 1/2 Zitrone (oder Limette) Salz

Anweisungen

1. Hacken Sie die Zwiebel, die Chilischote, den Koriander und die Tomate; geben Sie sie in eine große Schüssel.

2. Avocado in Scheiben schneiden, vertikal öffnen und den Kern entfernen.

3. Mit dem Löffel das Avocadofruchtfleisch herausnehmen.

4. Die Avocados mit einer Gabel zerdrücken und in die Schüssel mit der Zwiebelmischung geben.

5. Geben Sie alle restlichen Zutaten hinzu und rühren Sie gut um, bis sich die Zutaten gut verbinden.

6. Schmecken Sie ab und passen Sie Salz und Zitronen-/Limettensaft an.

7. In einer abgedeckten Glasschüssel im Kühlschrank bis zu 5 Tage aufbewahren.

Nährwertangaben

Prozentuale Tageswerte basierend auf der Referenz-Tagesdosis (RDI) für eine 2000-Kalorien-Diät.

Menge pro Portion

Kalorien 424,8 | Kalorien aus Fett (49%) 209,38 | Gesamtfett 25,18g 39% | Gesättigtes Fett 2,6g 13% | Cholesterin 0mg 0% | Natrium 19,42mg <1% | Kalium 1580mg 45% | Gesamtkohlenhydrate 50,2g 17% | Ballaststoffe 10g 40% | Zucker 19,1g | Protein 12,52g 25%

35. Hausgemachte Energie-Nuss-Riegel

Fertig in Zeit: 15 Minuten | Portionen: 4

Inhaltsstoffe

1/2 Tasse Erdnüsse 1 Tasse Mandeln

1/2 Tasse Haselnuss, gehackt 1 Tasse Kokosraspeln

1 Tasse Mandelbutter

2 Teelöffel Sesamsamen geröstet

1/2 Tasse Kokosnussöl, frisch geschmolzen 2 Esslöffel Bio-Honig

1/4 Teelöffel Zimt

Anweisungen

1. Geben Sie alle Nüsse in eine Küchenmaschine und pulsieren Sie für 1-2 Minuten.

2. Fügen Sie Kokosraspeln, Mandelbutter, Sesamsamen, geschmolzenes Kokosöl, Zimt und Honig hinzu; verarbeiten Sie nur eine Minute lang.

3. Eine quadratische Platte/Blech mit Pergamentpapier auslegen und die Nussmischung

auftragen.

4. Verteilen Sie die Mischung kräftig mit einem Spatel.

5. Für 4 Stunden oder über Nacht in den Gefrierschrank legen.

6. Aus dem Gefrierschrank nehmen und in rechteckige Riegel schneiden.

7. Fertig! Genießen Sie!

Nährwertangaben

Prozentuale Tageswerte basierend auf der Referenz-Tagesdosis (RDI) für eine 2000-Kalorien-Diät.

Menge pro Portion

Kalorien 750,82 | Kalorien aus Fett (79%) 594,13 | Gesamtfett 70,18g 108% | Gesättigtes Fett 29,6g 150% | Cholesterin 0mg 0% | Natrium 66,47mg 3% | Kalium 576,7mg 16% | Gesamtkohlenhydrate 26,54g 9% | Ballaststoffe 8,18g 33% | Zucker 13,1g | Protein 14,48g 29%.

36. **Honig-Erdnussbutter**

Fertig in Zeit: 10 Minuten | Portionen: 6

Inhaltsstoffe

1 Tasse Erdnussbutter

3/4 Tasse Honig extrahiert 1/2 Tasse gemahlene Erdnüsse 1 Teelöffel gemahlener Zimt

Anweisungen

1. Geben Sie alle Zutaten in Ihren schnelllaufenden Mixer und pürieren Sie sie, bis sie glatt sind. Im Kühlschrank aufbewahren.

Nährwertangaben

Prozentuale Tageswerte basierend auf der Referenz-Tagesdosis (RDI) für eine 2000-Kalorien-Diät.

Menge pro Portion

Kalorien 453,91 | Kalorien aus Fett (51%) 231,81 | Gesamtfett 27.72g 43% | Gesättigtes Fett 5.36g 27% | Cholesterin 0mg 0% | Natrium 199,4mg 8% | Kalium 383mg 11% | Kohlenhydrate gesamt 46,29g 15% | Ballaststoffe 3,87g 15% | Zucker 39,28g | Protein 13,81g 28%

37. Energie Johannisbrot-Erdbeer-Riegel

Zubereitungszeit: 20 Minuten | Portionen: 8

Inhaltsstoffe

1 Tasse getrocknete Datteln eingeweicht 1/4 Tasse Johannisbrotpulver

1/2 Tasse gefrorene Erdbeeren

2 Kugeln veganes Proteinpulver (z. B. Chia, Soja oder Hanf) 1/2 Tasse gehackte Walnüsse

1/4 Tasse gemahlene Leinsamen 1/4 Tasse Sonnenblumenkerne 1/2 Teelöffel Zitronenschale

1 Teelöffel frischer Zitronensaft Meersalz zum Abschmecken

Anweisungen

1. Geben Sie alle Zutaten in Ihre Küchenmaschine.

2. Verarbeiten Sie es, bis es glatt ist und sich gut verbindet.

3. Gießen Sie die Mischung auf ein ausgelegtes Backblech; glätten Sie die Oberfläche mit einem Messer oder Spatel.

4. Mehrere Stunden (mindestens 4 Stunden) in den Kühlschrank stellen.

5. Nehmen Sie die Masse aus dem Kühlschrank und schneiden Sie sie in Riegel.

6. Wickeln Sie jeden Riegel in Plastikfolie ein und bewahren Sie ihn in einem luftdichten Behälter auf.

7. Kühl aufbewahren bis zu 3 bis 4 Wochen.

Nährwertangaben

Prozentuale Tageswerte basierend auf der Referenz-Tagesdosis (RDI) für eine 2000-Kalorien-Diät.

Menge pro Portion

Kalorien 244 | Kalorien aus Fett (52%) 126,24 | Gesamtfett 14,63g 23% | Gesättigtes Fett 1,39g 7% | Cholesterin 1,16mg <1% | Natrium 41,6mg 2% | Kalium 301,84mg 9% | Gesamtkohlenhydrate 26,6g 9% | Ballaststoffe 3,81g 15% | Zucker 15,36g | Eiweiß 5,12g 10%.

38. Duftende Gewürzoliven

Fertig in Zeit: 10 Minuten | Portionen: 4

Inhaltsstoffe

1 Teelöffel Koriandersamen zerstoßen 1 Esslöffel Wasser

1/2 Tasse natives Olivenöl extra 3 Teelöffel Orangenschale

2 Teelöffel Knoblauch, fein gehackt

1/4 Teelöffel zerstoßene rote Pfefferflocken

2 Tassen entsteinte Oliven (schwarz, grün oder Kalamata) 1 Teelöffel Piment (gemahlen)

Anweisungen

1. Geben Sie die zerstoßenen Koriandersamen und das Wasser in einen 1-Quart-Topf und kochen Sie sie bei mittlerer Hitze unter Rühren etwa 1 Minute lang.

2. Geben Sie das Olivenöl, die Orangenschale, den Knoblauch und die roten Paprikaflocken hinzu; rühren Sie eine Minute lang.

3. Oliven und Piment hinzufügen.

4. Erwärmen Sie die Oliven unter häufigem Umrühren

etwa zwei Minuten.

5. Überführen Sie die Oliven in eine Schüssel mit Flüssigkeiten und lassen Sie sie vollständig abkühlen.

6. Geben Sie die Oliven in einen luftdichten Behälter oder ein Glas und bewahren Sie sie im Kühlschrank bis zu einer Woche auf.

Nährwertangaben

Prozentuale Tageswerte basierend auf der Referenz-Tagesdosis (RDI) für eine 2000-Kalorien-Diät.

Menge pro Portion

Kalorien 341,27 | Kalorien aus Fett (92%) 314,6 | Gesamtfett 35,9g 55%

| Gesättigte Fette 4,9g 24% | Cholesterin 0mg 0% | Natrium 732,71mg 31% | Kalium 26,43mg <1% | Kohlenhydrate gesamt 6,57g 2% | Ballaststoffe 3,15g 13%

| Zucker 0,01g | Eiweiß 1g 2%

39. Gebratene Kichererbsen-Cashew-Pfannkuchen

Fertig in Zeit: 25 Minuten | Portionen: 2

Inhaltsstoffe

1/2 Tasse eingeweichte Cashew-Hälften 1 Tasse Kichererbsenmehl

1/4 Teelöffel Kurkuma

1/2 Teelöffel rotes Chilipulver 1/4 Teelöffel Knoblauchpaste

eine Prise Backpulver Salz nach Geschmack

2 Esslöffel Olivenöl Wasser zum Kneten

Oliven- oder Sesamöl zum Braten

Anweisungen

1. Geben Sie alle Zutaten in eine Küchenmaschine; verarbeiten Sie sie, bis sie gut kombiniert sind.

2. Erhitzen Sie das Öl in einer großen antihaftbeschichteten Bratpfanne.

3. Den Teig zu Krapfen formen und zu kleinen Runden flachdrücken.

4. Etwa 2 bis 3 Minuten pro Seite braten, dabei

einmal wenden, oder bis sie goldbraun sind.

5. Mit einem Schaumlöffel auf Papiertüchern abtropfen lassen und bis zum vollständigen Abkühlen stehen lassen.

6. Lagern Sie die Krapfen in einem luftdichten Behälter an einem dunklen und kalten Ort bis zu einer Woche.

7. Sie können die Beignets auch bis zu zwei Monate im Kühlschrank aufbewahren.

Nährwertangaben

Prozentuale Tageswerte basierend auf der Referenz-Tagesdosis (RDI) für eine 2000-Kalorien-Diät.

Menge pro Portion

Kalorien 576,39 | Kalorien aus Fett (62 %) 358,54 | Gesamtfett 41,58 g 64 %.

| Gesättigte Fette 6,25g 31% | Cholesterin 0mg 0% | Natrium 820,9mg 34% | Kalium 602,94mg 17% | Kohlenhydrate gesamt 38,31g 13% | Ballaststoffe 6,3g 25% | Zucker 6,6g | Eiweiß 15,7g 32%.

40. Ingwer-Kurkuma-Butternuss-Kürbis-Chips

Fertig in Zeit: 1 Stunde und 45 Minuten | Portionen: 4

Inhaltsstoffe

1 Pfund Butternusskürbis, in 1/8-Zoll-Streifen geschnitten 4 Esslöffel Olivenöl

1 Teelöffel gemahlener Ingwer 1/2 Teelöffel Kurkuma

1 Teelöffel Zimt 1/4 Teelöffel Muskatnuss Prise Salz

Ahornsirup zum Servieren (optional)

Anweisungen

1. Heizen Sie den Ofen auf 250 F vor.

2. Legen Sie ein Backblech mit Pergamentpapier aus; stellen Sie es beiseite.

3. Legen Sie die Butternusskürbisstreifen in eine Schüssel.

4. Vermengen Sie in einer separaten Schüssel alle restlichen Zutaten.

5. Gießen Sie die Mischung gleichmäßig über die Butternusskürbisstreifen; rühren Sie leicht um, um sie gut zu kombinieren.

6. Legen Sie die Butternut-Scheiben dicht nebeneinander auf ein vorbereitetes Backblech.

7. Backen, bis sie knusprig sind, oder etwa 90 Minuten.

8. Wenn sie fertig sind, lassen Sie sie abkühlen und bewahren Sie sie in einem luftdichten Behälter im Kühlschrank bis zu einer Woche auf.

Nährwertangaben

Prozentuale Tageswerte basierend auf der Referenz-Tagesdosis (RDI) für eine 2000-Kalorien-Diät.

Menge pro Portion

Kalorien 171,16 | Kalorien aus Fett (69%) 118,89 | Gesamtfett 13,8g 21% | Gesättigtes Fett 11,83g 59% | Cholesterin 0mg 0% | Natrium 4,76mg <1% | Kalium 410mg 12% | Gesamtkohlenhydrate 13,85g 5% | Ballaststoffe 2,54g 10% | Zucker 2,6g | Protein 1,19g 2%

41. Hausgemachtes Kokosnuss - Vanille Popcorn

Fertig in Zeit: 25 Minuten | Portionen: 4

Inhaltsstoffe

1   Tasse ungepoppte Popcorn-Körner 3 EL Kokosöl geschmolzen

2   Esslöffel gemahlene Mandeln 2 Teelöffel reiner Vanilleextrakt 2 Esslöffel Wasser

Anweisungen

1. Heizen Sie den Ofen auf 350 F vor.

2. Poppen Sie Ihre Maiskörner in einem Air-Popper oder verwenden Sie einen Mikrowellenherd.

3. Verquirlen Sie alle restlichen Zutaten in einer Schüssel.

4. Geben Sie das Popcorn in eine große, tiefe Schüssel und übergießen Sie es mit der Kokosölmischung.

5. Packen Sie das Popcorn in einen luftdichten Behälter und bewahren Sie es bis zu 10 Tage bei Raumtemperatur auf.

Nährwertangaben

Prozentuale Tageswerte basierend auf der Referenz-Tagesdosis (RDI) für eine 2000-Kalorien-Diät.

Menge pro Portion

Kalorien 307,13 | Kalorien aus Fett (41%) 126,13 | Fett insgesamt 14,6g 22% | Gesättigtes Fett 9,32g 47% | Cholesterin 0mg 0% | Natrium 4,04mg <1% | Kalium 170,9mg 5% | Kohlenhydrate insgesamt 37,74g 13% | Ballaststoffe 6,82g 27% | Zucker 0,93g | Eiweiß 6,34g 13%.

SÜSSIGKEITEN/DESSERTS

42.   Protein-Karotten-Makronen

Fertig in Zeit: 45 Minuten | Portionen: 8

Inhaltsstoffe

2 große Karotten gerieben 1/4 Tasse Wasser

1/2 Tasse Sesamöl

2 Tassen Kokosnussflocken

1 Esslöffel Proteinpulver (brauner Reis oder Chia) 3/4 Tasse Reismehl

Prise Salz

1 Teelöffel reiner Vanilleextrakt 3 Esslöffel Agavendicksaft

Anweisungen

1. Heizen Sie den Ofen auf 350 F/175 C vor.

2. Fetten Sie ein Backblech mit Sesamöl ein; stellen Sie es beiseite.

3. Kneten Sie alle Zutaten in einer großen Schüssel zusammen, bis sie gut miteinander verbunden sind.

4. Formen Sie die Mischung zu Kugeln.

5. Verteilen Sie die Kugeln auf einem vorbereiteten Backblech und backen Sie sie 30 Minuten lang, wobei Sie sie einmal drehen.

6. Nehmen Sie die Makronen aus der Form und lassen Sie sie vollständig abkühlen.

Nährwertangaben

Prozentuale Tageswerte basierend auf der Referenz-Tagesdosis (RDI) für eine 2000-Kalorien-Diät.

Menge pro Portion

Kalorien 289,15 | Kalorien aus Fett (64%) 184,58 | Gesamtfett 21,25g 33%

| Gesättigtes Fett 8g 40% |

Cholesterin 0,58mg <1% | Natrium 27,24mg 1% | Kalium 207,6mg 6% | Kohlenhydrate gesamt 23,16g 8% | Ballaststoffe 3,2g 13% | Zucker 8,92g | Protein 3,19g 6%

43.   Rohe Zitrone 'Käsekuchen'

Fertig in Zeit: 6 Stunden und 15 Minuten | Portionen: 10

Inhaltsstoffe

Für die Kruste

2   Tassen rohe Mandeln gemahlen 2 Esslöffel Kokosnussflocken

1/4 Teelöffel Vanilleextrakt 1/4 Tasse Dattelpaste 1/4 Teelöffel Meersalz

Für die Füllung

3/4 Tasse Kokosnussöl, geschmolzen

1 Tasse Zitronensaft (frisch gepresst) 1 Tasse Mandelmilch

1 1/2 Tassen gemahlene Nüsse (Mandeln, Erdnüsse)

3/4 Tasse extrahierter Honig

1 Teelöffel Vanilleextrakt

Anweisungen

1. Geben Sie alle Zutaten für die Kruste in Ihre Küchenmaschine   oder   Ihren Hochgeschwindigkeitsmixer.

2. Mixen/verarbeiten, bis sie glatt und gut kombiniert

sind.

3. Gießen Sie die Mischung in die runde Form und stellen Sie sie für 2 Stunden in den Kühlschrank.

4. Geben Sie alle Zutaten für die Füllung in einen Mixer und schlagen Sie sie etwa 30 bis 45 Sekunden lang.

5. Gießen Sie die Mischung gleichmäßig über die Kuchenkruste.

6. Frieren Sie den Käsekuchen für 4 Stunden ein.

7. Servieren und genießen!

Nährwertangaben

Prozentuale Tageswerte basierend auf der Referenz-Tagesdosis (RDI) für eine 2000-Kalorien-Diät.

Menge pro Portion

Kalorien 414,21 | Kalorien aus Fett (65%) 270,91 | Gesamtfett 31,2g 49% | Gesättigtes Fett 14,56g 73% | Cholesterin 0,8mg <1% | Natrium 561,13mg 23% | Kalium 409,17mg 12% | Gesamtkohlenhydrate 29,12g 10% | Ballaststoffe 5,86g 23% | Zucker 18,13g | Protein 8,42g 17%

44. Grießkuchen mit braunem Zuckersirup

Fertig in Zeit: 1 Stunde und S0 Minuten | Portionen: 14

Inhaltsstoffe

1 Esslöffel Olivenöl oder Antihaft-Kochspray

Für Kuchen:

1 1/2 Tasse feiner Grieß

1   1/2 Tasse grober Grieß 1 1/2 Tasse Zucker

2   1/2 Tasse Kokosmilch (aus der Dose) 2 Teelöffel Backpulver

1 Teelöffel reiner Vanilleextrakt Für den Sirup:

1 1/2 Tasse Wasser

2 1/2 Tasse brauner Zucker (verpackt)

Anweisungen

1. Heizen Sie den Ofen auf 360 F vor.

2. Fetten Sie eine Auflaufform mit Öl oder Kochspray ein; stellen Sie sie beiseite.

3.   Kombinieren Sie alle Zutaten für den Kuchen in einer Rührschüssel; schlagen Sie sie mit

einem elektrischen Mixer, bis sie sich gut verbinden.

4. Gießen Sie den Teig in eine vorbereitete Auflaufform.

5. Backen Sie für 1 Stunde und 15 Minuten.

6. Nehmen Sie den Kuchen aus dem Ofen und schneiden Sie ihn mit einem warmen Messer schräg an.

7. Kochen Sie in einem Topf Wasser und Zucker bei mittlerer Hitze ca. 6 Minuten oder bis der Zucker vollständig aufgelöst ist (für dicken Sirup).

8. Gießen Sie den heißen Sirup gleichmäßig über den Kuchen.

9. Auf Zimmertemperatur abkühlen lassen und servieren.

Nährwertangaben

Prozentuale Tageswerte basierend auf der Referenz-Tagesdosis (RDI) für eine 2000-Kalorien-Diät.

Menge pro Portion

Kalorien 410,53 | Kalorien aus Fett (12%) 47,7 | Gesamtfett 5,64g 9% | Gesättigtes Fett 4g 20% | Cholesterin 0mg 0% | Natrium 84,6mg 4% | Kalium 164,47mg 5% | Kohlenhydrate gesamt 86,81g 29% | Ballaststoffe 1,4g 6% | Zucker 59,54g | Protein

5g 10%

45. Dessert aus Erdbeeren, Quinoa und Seidentofu

Zubereitungszeit: S5 Minuten | Portionen: S

Inhaltsstoffe

1 Tasse Erdbeeren halbiert

4 EL brauner Zucker - (verpackt) 1/2 Tasse gekochte Quinoa

1 Tasse Seidentofu püriert

1   frischer Saft einer halben Zitrone 1/2 Teelöffel reiner Vanilleextrakt

Anweisungen

1.   Erdbeeren und Zucker in eine Schüssel geben, abdecken und für eine halbe Stunde beiseite stellen.

2.   Kochen Sie in der Zwischenzeit Quinoa in einer Tasse Wasser für etwa 15 bis 20 Minuten oder bis das Wasser absorbiert ist.

3. Vom Herd nehmen, aufdecken und mit einer Gabel zerdrücken.

4.	Geben Sie Erdbeeren, Quinoa und alle übrigen Zutaten in einen Mixer und pürieren Sie sie, bis sie sich gut und klumpenfrei verbinden.

5. Schmecken Sie ab und passen Sie den Zucker nach Belieben an.

6. Stellen Sie die Mischung vor dem Servieren eine Stunde lang in den Kühlschrank.

Nährwertangaben

Prozentuale Tageswerte basierend auf der Referenz-Tagesdosis (RDI) für eine 2000-Kalorien-Diät.

Menge pro Portion

Kalorien 233,17 | Kalorien aus Fett (14%) 33,2 | Gesamtfett 3,72g 6% | Gesättigtes Fett 0,45g 2% |

Cholesterin 0mg 0% | Natrium 10,5mg <1% | Kalium 402,76mg 12% | Gesamtkohlenhydrate 43,3g 14% | Ballaststoffe 3,12g 12% | Zucker 21,72g | Protein 8g 16%

46. Erdbeer- und Bananeneis

Fertig in Zeit: 4 Stunden und 20 Minuten | Portionen: 8

Inhaltsstoffe

2 große gefrorene Bananen

3 Tassen gehackte Erdbeeren 2 1/2 Tassen Kokosnussmilch

1 Tasse Kristallzucker 2 Teelöffel Erdbeerextrakt

Anweisungen

1. Geben Sie alle Zutaten in einen Mixer und pürieren Sie sie, bis sie weich sind.

2. Geben Sie die Mischung in einen gefriersicheren Behälter und frieren Sie sie für mindestens 4 Stunden oder über Nacht ein.

3. Übertragen Sie die gefrorene Mischung in eine Schüssel und schlagen Sie sie mit einem Mixer glatt, um die Eiskristalle aufzubrechen; wiederholen Sie den Vorgang mindestens 4 Mal.

4. Lassen Sie das Eis vor dem Servieren 15 Minuten lang bei Raumtemperatur stehen.

Nährwertangaben

Prozentuale Tageswerte basierend auf der Referenz-Tagesdosis (RDI) für eine 2000-Kalorien-Diät.

Menge pro Portion

Kalorien 220 | Kalorien aus Fett (31%) 67,4 | Gesamtfett 8,7g 12% | Gesättigtes Fett 6,6g 35% | Cholesterin 0mg 0% | Natrium 5,71mg <1% |

Kalium 281,7mg 8% | Gesamtkohlenhydrate 38,34g 13% | Ballaststoffe 1,91g 8% | Zucker 31,48g | Eiweiß 1,8g 4%

47. **Kokosnuss-Butter-Wolken-Kekse**

Fertig in Zeit: 25 Minuten | Portionen: 8

Inhaltsstoffe

1/2 Tasse Kokosnussbutter, erweicht 1/2 Tasse Erdnussbutter, erweicht 1/2 Tasse Kristallzucker

1/2 Tasse brauner Zucker

2 EL Chiasamen, eingeweicht in 4 EL Wasser 1/2 TL reiner Vanilleextrakt

1/2 Teelöffel Backpulver 1/4 Teelöffel Salz

1 Tasse Allzweckmehl

Anweisungen

1. Heizen Sie den Ofen auf 360 F vor.

2. Geben Sie Kokosnussbutter, Erdnussbutter und beide Zuckerarten in eine Rührschüssel.

3. Mit einem Mixer schlagen, bis die Masse weich und der Zucker gut verbunden ist.

4. Eingeweichte Chiasamen und Vanilleextrakt hinzufügen; schlagen.

5. Backpulver, Salz und Mehl hinzufügen;

schlagen, bis alle Zutaten gut miteinander verbunden sind.

6. Formen Sie den Teig mit den Händen zu Keksen.

7. Verteilen Sie die Kekse auf einem Backblech und backen Sie sie etwa 10 Minuten lang.

8. Nehmen Sie die Kekse aus dem Ofen und lassen Sie sie vollständig abkühlen.

9. Mit Puderzucker bestreuen und die Kekse genießen.

10. Legen Sie die Kekse in einen luftdichten Behälter und halten Sie sie im Kühlschrank bis zu 10 Tage.

Nährwertangaben

Prozentuale Tageswerte basierend auf der Referenz-Tagesdosis (RDI) für eine 2000-Kalorien-Diät.

Menge pro Portion

Kalorien 370,52 | Kalorien aus Fett (50%) 186,69 | Gesamtfett 21,9g 34% | Gesättigtes Fett 13,5g 68% | Cholesterin 0mg 0% | Natrium 229,6mg 10% | Kalium 140,31mg 4% | Kohlenhydrate insgesamt 41,1g 14% | Ballaststoffe 1,39g 6%

| Zucker 27,38 g | Eiweiß 5,68 g 11 %.

48.   Chocomint-Haselnuss-

Riegel

Fertig in Zeit: 20 Minuten | Portionen: 8

Inhaltsstoffe

1/2 Tasse Kokosnussöl, geschmolzen 4 Esslöffel Kakaopulver

1/4 Tasse Mandelbutter

3/4 Tasse brauner Zucker - (verpackt) 1 Teelöffel Vanilleextrakt

1 Teelöffel reiner Pfefferminz-Extrakt Prise Salz

1 Tasse Kokosraspeln 1 Tasse Haselnüsse in Scheiben geschnitten

Anweisungen

1. Hacken Sie die Haselnüsse in einer Küchenmaschine; stellen Sie sie beiseite.

2. Füllen Sie den Boden eines Doppelkochers mit Wasser und stellen Sie ihn auf niedrige Hitze.

3. Geben Sie das Kokosöl, das Kakaopulver, die Mandelbutter, den braunen Zucker, die Vanille, den Pfefferminzextrakt und das Salz oben in einen

Doppelkocher über heißem (nicht kochendem) Wasser und rühren Sie 10 Minuten lang ständig um.

4. Haselnüsse und Kokosraspeln zu der geschmolzenen Mischung geben und verrühren.

5. Gießen Sie die Mischung in eine mit Pergamentpapier ausgelegte Schale und frieren Sie sie mehrere Stunden lang ein.

6. Aus dem Gefrierschrank nehmen und in Riegel schneiden.

7. In einem luftdichten Behälter oder Gefrierbeutel im Gefrierschrank aufbewahren.

8. Lassen Sie die Riegel vor dem Verzehr 10 bis 15 Minuten bei Raumtemperatur stehen.

Nährwertangaben

Prozentuale Tageswerte basierend auf der Referenz-Tagesdosis (RDI) für eine 2000-Kalorien-Diät.

Menge pro Portion

Kalorien 367,25 | Kalorien aus Fett (66%) 243,32 | Gesamtfett 28,6g 44% | Gesättigtes Fett 14,37g 72% | Cholesterin 0mg 0% | Natrium 38,33mg 2% | Kalium

253,9mg 7% | Gesamtkohlenhydrate 28,58g 10% | Ballaststoffe 3,56g 14% | Zucker 23,12g | Protein 4,49g 9%

49.   **Kokos-Zimt-Kugeln**

Fertig in Zeit: 15 Minuten | Portionen: 12

Inhaltsstoffe

1 Tasse Kokosnussbutter erweicht 1 Tasse Kokosnussmilch aus der Dose

1 Teelöffel reiner Vanilleextrakt 3/4 Teelöffel Zimt

1/2 Teelöffel Muskatnuss

2 EL Kokosnuss-Palmzucker (oder Kristallzucker)

1 Tasse Kokosnussraspeln

Anweisungen

1. Kombinieren Sie alle Zutaten (außer den Kokosraspeln) in einem beheizten Wasserbad - Bain-Marie.

2. Kochen und rühren, bis alle Zutaten weich sind und sich gut verbinden.

3. Vom Herd nehmen, in eine Schüssel geben und in den Kühlschrank stellen, bis die Masse fest geworden ist.

4. Formen Sie die kalte Kokosnussmischung zu

Kugeln und rollen Sie jede Kugel in den Kokosraspeln.

5. In einem verschlossenen Behälter aufbewahren und im Kühlschrank bis zu einer Woche aufbewahren.

Nährwertangaben

Prozentuale Tageswerte basierend auf der Referenz-Tagesdosis (RDI) für eine 2000-Kalorien-Diät.

Menge pro Portion

Kalorien 225,6 | Kalorien aus Fett (93%) 209,22 | Gesamtfett 24,5g 38% | Gesättigtes Fett 21,28g 106% | Cholesterin 0mg 0% | Natrium 3,84mg <1% | Kalium 66,71mg 2% | Gesamtkohlenhydrate 3,5g 1% | Ballaststoffe 0,71g 3% | Zucker 1,68g | Protein 0,61g 1%

50. Express Kokosnuss-Flachs-Pudding

Fertig in Zeit: 15 Minuten | Portionen: 4

Inhaltsstoffe

1   EL Kokosöl erweicht 1 EL Kokosnusscreme

2   Tassen Kokosnussmilch in Dosen 3/4 Tasse gemahlene Leinsamen

4   Esslöffel Kokosnuss-Palmzucker (oder nach Geschmack)

Anweisungen

1. Drücken Sie die SAUTÉ-Taste an Ihrem Instant Pot

2. Fügen Sie Kokosnussöl, Kokosnusscreme, Kokosnussmilch und gemahlene Leinsamen hinzu.

3. Rühren Sie ca. 5 - 10 Minuten.

4. Rasten Sie den Deckel ein und stellen Sie ihn für 5 Minuten auf die Einstellung MANUELL.

5. Wenn der Timer piept, drücken Sie "Abbrechen" und kippen Sie vorsichtig das Schnellablassventil, um den Druck abzulassen.

6. Fügen Sie den Palmzucker hinzu und rühren Sie gut

um.

7. Schmecken Sie ab und passen Sie den Zucker nach Belieben an.

8. Lassen Sie den Pudding vollständig abkühlen.

9. Geben Sie den Pudding in einen luftdichten Behälter und kühlen Sie ihn für bis zu 2 Wochen.

Nährwertangaben

Prozentuale Tageswerte basierend auf der Referenz-Tagesdosis (RDI) für eine 2000-Kalorien-Diät.

Menge pro Portion

Kalorien 446,5 | Kalorien aus Fett (75%) 334,39 | Gesamtfett 39,4g 61% | Gesättigtes Fett 25,46g 127% | Cholesterin 0mg 0% | Natrium 23,42mg <1% | Kalium 485,7mg 14% | Gesamtkohlenhydrate 21,9g 7% | Ballaststoffe 7,94g 32%

| Zucker 7,6g | Eiweiß 7,61g 15%.

CPSIA information can be obtained
at www.ICGtesting.com
Printed in the USA
LVHW020005090621
689714LV00002B/60

9 781802 894264